AF499728

ESSAI
SUR LA SIGNIFICATION
DU CÆCUM

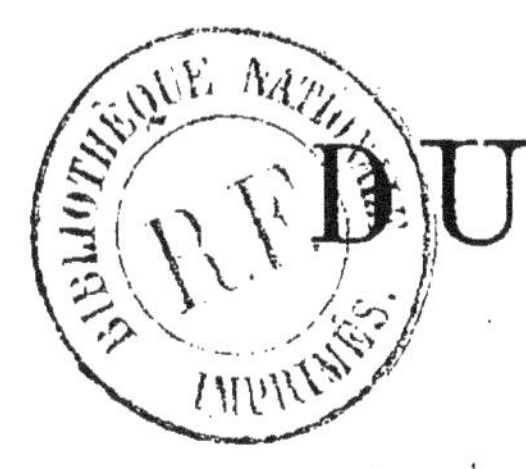

PAR

Le Dr Louis BUREAU,

Ancien interne des hôpitaux de Nantes,
Lauréat de l'École de médecine de la même ville,
Membre du conseil de l'Association française pour l'avancement des sciences
1876 et 1877,
Membre fondateur de la Société Zoologique de France.

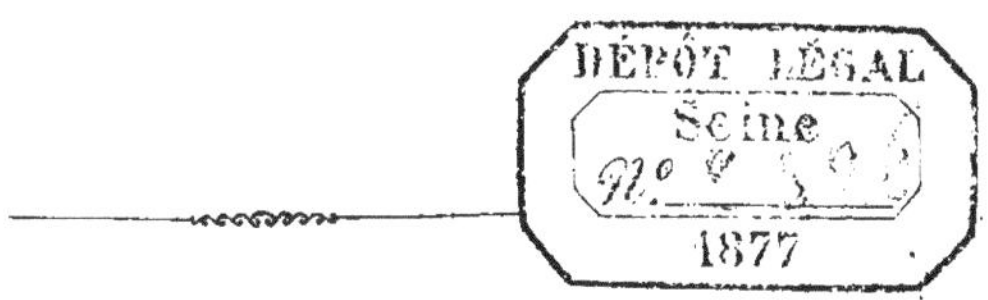

PARIS
A. PARENT, IMPRIMEUR DE LA FACULTÉ DE MÉDECINE
29-31, RUE MONSIEUR-LE-PRINCE, 29-31

1877

A MON FRÈRE ÉDOUARD

Professeur au Muséum d'histoire naturelle de Paris.

Témoignage d'affection.

ESSAI

SUR LA SIGNIFICATION

DU CÆCUM

INTRODUCTION.

Le *cæcum* de *cæcus*, aveugle, impasse, est chez les mammifères, cette partie du gros intestin, renflée en forme de bourse, dans laquelle se déverse le contenu de l'intestin grêle.

Chez l'homme, où ce réservoir ne présente que des dimensions restreintes, et reçoit le résidu de la masse alimentaire, presque entièrement privé de substances nutritives, le cæcum pourrait paraître n'être qu'un jeu de la nature, et l'on en chercherait vainement les usages ; par contre, les accidents dont il est parfois le siége le signalent hautement comme l'écueil le plus à redouter dans les voies digestives. En sorte que le cæcum nous apparaît bien plus comme attribut inutile ou dangereux que comme organe doué de quelque rôle physiologique.

Mais rien n'est arbitraire dans les organes de la vie, et l'anatomie comparée de l'appareil digestif nous montre, à chaque pas, quelle admirable proportion existe entre le développement de chacune des parties de cet appareil et le rôle physiologique qu'elles sont appelées à remplir, quel curieux équilibre préside dans les diverses espèces animales, à la modification de l'un de ses segments, quelle merveilleuse harmonie enfin existe entre l'alimentation et l'appareil destiné à en élaborer les principes nutritifs.

Il était donc permis de se demander si une étude du cæcum en lui-même, et dans ses rapports avec les autres parties du tube digestif, ne serait pas de nature à jeter quelque jour sur un organe qui, faisant partie presque intégrante du plan d'organisation, doit avoir sa signification et ses usages.

Deux vastes champs d'exploration s'ouvrent devant nous, et c'est à peine si nous pourrons en parcourir quelques parties.

1° Nous avons d'abord à faire l'*anatomie comparée* du cæcum, c'est-à-dire à suivre les changements de forme, de volume, de disposition, de structure que subit cet organe dans la série des vertébrés, à rechercher si ces variations entraînent des modifications dans les autres segments du tube digestif, et si elles sont en relation avec la nature des sub stances dont les animaux se nourrissent.

Pour cette première partie, nous aurons à utiliser les travaux de Meckel, de Siebold et Stannius, de Carus, de Home, d'Owen, de Daubenton, de Cuvier et le bel ouvrage de M. H. Milne Edwards.

2° Nous nous demanderons ensuite quel est le *rôle physiologique* de cet organe, non pas chez les animaux où il est rudimentaire, mais bien chez ceux où il acquiert un développement énorme. Nous rechercherons chez ces derniers.

si le cæcum produit un suc analogue au suc entérique, si les aliments y subissent des modifications ultimes, s'il s'y fait une absorption active, enfin, quelles sont les conséquences de sa suppression.

Cette partie de notre travail eût demandé un temps dont nous ne pouvions disposer, pour en obtenir les résultats qu'elle semblait promettre. Elle était entièrement à faire, car nous ne possédions, en effet, sur ce sujet que des idées hypothétiques et dépourvues de bases expérimentales.

Qu'il nous soit permis d'exprimer ici à M. Cl. Bernard toute notre reconnaissance pour la bienveillance avec laquelle il nous a ouvert son laboratoire de physiologie générale. Nous prions aussi M. A. Moreau, qui nous a fréquemment aidé de ses conseils, d'agréer l'expression de notre vive reconnaissance.

PREMIÈRE PARTIE

ANATOMIE

DU CÆCUM EN GÉNÉRAL.

On a donné le nom de *gros intestin* à la portion terminale du tube digestif, parce que son diamètre l'emporte généralement sur celui de l'intestin grêle ; mais quelquefois il n'y a pas augmentation de calibre, et même chez certains poissons, les Cyprins, les Loches, il y a diminution progressive.

Chez les *Reptiles*, les *Batraciens*, les *Poissons*, l'intestin grêle se continue en général avec le gros intestin, à plein calibre, sans qu'il y ait ni cul-de-sac, ni appendice, et lorsqu'il existe des vestiges de cæcum, ce réservoir n'est représenté que par une dilatation latérale sans importance. Parfois seulement la limite de séparation de l'intestin grêle et du gros intestin est indiquée chez ces animaux par une valvule ou un repli circulaire.

Il faut remonter jusqu'aux animaux supérieurs, les *Mammifères* et les *Oiseaux*, pour trouver à l'union de l'iléon et du gros intestin, une ou deux poches auxquelles on a donné le nom de cæcum, et qui offrent aux matières alimentaires un nouveau réservoir avant leur expulsion définitive du tube digestif.

Le *cæcum*, tel qu'on est habitué à le considérer, c'est-à-dire envisagé chez l'homme, ne saurait en rien donner idée de l'importance que prend cet organe dans les conditions que nous aurons à signaler.

De toutes les parties du tube digestif, il n'en est pas, en effet, qui atteigne des proportions aussi considérables, et qui subisse des modifications aussi étranges et aussi variées.

Mais, avant de suivre pas à pas les transformations du cæcum dans la série des vertébrés, nous croyons bon, afin de montrer l'intérêt que présente cette étude et d'en atténuer autant que possible l'aridité, de jeter un coup d'œil rapide sur la question qui nous occupe.

On sait quelles profondes modifications subissent, chez les *mammifères*, suivant les substances dont ils se nourrissent, les différents segments du tube digestif.

Chez les *carnivores* (chien, chat), dont les aliments sont facilement assimilables et contiennent, sous un faible volume, une masse considérable de principes nutritifs, appareil de trituration, estomac, intestin, tout est simple et réduit à des proportions minimes.

Le *cæcum* de ces animaux est nul ou tout à fait rudimentaire. Il est petit, unique, sans bosselures ni étranglement, et aussi régulièrement calibré que l'intestin grêle.

Sa structure est analogue à celle du gros intestin, c'est-à-dire que cet organe fait ici partie des voies d'excrétion du canal alimentaire. Sur ce type est construit l'appareil digestif de l'homme.

Les *herbivores* (cheval, lapin), au contraire, puisent leur alimentation dans des substances peu riches en principes azotés, dont les éléments nutritifs sont emprisonnés dans une gangue qui s'oppose aux transformations chimiques. Cette alimentation, si peu favorable à l'entretien de la vie et à la réparation des forces, ne saurait maintenir l'équilibre des échanges organiques, qu'à la double condition d'être ingérée en suffisante quantité et soumise à un appareil disposé de façon à en élaborer des principes nutritifs. Or, c'est ce qui résulte des dispositions anatomiques de leur tube digestif et des phénomènes physiologiques dont il est le siége.

L'appareil masticateur de ces animaux est perfectionné, leur salivation abondante; leur estomac parfois simple, se complique, chez les ruminants, pour permettre une trituration nouvelle; leur intestin acquiert une longueur, un calibre, une capacité considérables, afin de multiplier la surface de sécrétion, d'absorption, et de prolonger l'action des sucs organiques.

Ces perfectionnements, déjà si remarquables et si bien en harmonie avec les difficultés que présente l'assimilation des substances végétales, sont cependant loin d'offrir les dispositions curieuses et les proportions vraiment étranges du *cæcum* des herbivores.

Le cæcum, en effet, chez ces animaux, surtout chez les espèces à estomac simple (cheval, lapin), prend la forme d'une vaste poche dont la longueur peut dépasser celle du corps, la capacité être deux ou trois fois supérieure à celle de l'estomac, le volume occuper la majeure partie de la cavité abdominale. L'iléon et le gros intestin s'ouvrent souvent dans ce réservoir par d'étroits orifices.

A ces transformations curieuses viennent s'ajouter des modifications plus importantes encore.

La structure de ce nouveau réservoir n'est parfois plus celle du gros intestin, elle se rapproche bien plus de celle de l'intestin grêle. On y peut trouver des valvules conniventes qui doublent la surface de sa muqueuse, des villosité, des glandes en cul-de-sac, et le plus souvent des follicules clos et de vastes plaques de Peyer. Sa circulation sanguine est très-riche et les chylifères y sont nombreux.

A cet appareil déjà compliqué par lui-même, et dont le cæcum rudimentaire de l'homme ne saurait donner idée, vient parfois s'en adjoindre un second. — Chez le cheval, par exemple, le cæcum déverse son contenu dans les anses volumineuses du *côlon replié* que nous verrons être le siége d'une absorption active, enlever les liquides, et une partie des principes assimilables que les absorbants de l'intestin grêle ont laissé échapper.

Les perfectionnements organiques, parallèles au régime, que nous venons de signaler dans l'appareil digestif des mammifères, n'appartiennent pas seulement à cette classe de vertébrés; ils s'observent encore parmi les *oiseaux,* où nous trouvons un estomac membraneux chez les espèces qui se nourrissent de chair, musculeux chez celles qui puisent leur nourriture dans les graines et les autres substances du règne végétal.

Chez les oiseaux, la circulation est rapide, la température élevée, la nutrition très-active; la nature devait donc perfectionner ses moyens d'action pour faciliter l'assimilation et assurer une déperdition moins grande des principes nutritifs.

Les *rapaces* qui, de même que les mammifères carnassiers, se nourrissent de chair, n'éprouvent comme ceux-ci aucune difficulté dans l'élaboration de leurs aliments. Leur vaste cavité stomacale, l'abondance et l'énergie de leur suc gastrique, la longueur médiocre de leur intestin suffisent amplement à ces transformations chimiques et à l'absorption des principes assimilables. Les cæcums y sont nuls ou tout à fait rudimentaires et impropres à emmagasiner une quantité, quelque minime qu'elle soit, de substances nutritives. Le contenu de l'intestin n'y pénètre pas.

Mais, dans les espèces qui se nourrissent de substances végétales, les *canards*, les *gallinacés* surtout, le cæcum acquiert une importance plus considérable encore que dans les mammifères herbivores.

L'appareil cæcal y est *double* en effet, il s'isole plus complétement de l'intestin. Les matières alimentaires n'y pénètrent pas toutes ; elles subissent, comme nous le montrerons, un triage avant de s'y engager ; les substances grossières, mal triturées, réfractaires aux agents chimiques, passent directement de l'intestin grêle dans les voies d'excrétion du gros intestin, et celles-là seules qui constituent une bouillie liquide, chargée de principes nutritifs, suivent un trajet rétrograde et s'amassent dans les deux longs diverticules qui constituent les cæcums de ces animaux, pour y éprouver leurs transformations ultimes.

Les cæcums des oiseaux se présentent sous l'aspect de deux longs tubes analogues à l'intestin, symétriquement disposés à droite et à gauche, et qui viennent s'ouvrir à l'union de l'intestin grêle avec le gros intestin.

Chez ceux dont le régime est végétal, le *canard*, le *poulet*, le *dindon*, les cæcums atteignent déjà de grandes dimensions et forment un réservoir important, puis, chez ceux qui se nourrissent non plus de graines, ni de substances herbacées, mais d'aliments plus réfractaires encore aux sucs digestifs, tels que bourgeons et substances ligneuses, comme quelques *Tetras* nous en offrent des exemples, les cæcums atteignent des proportions étranges : ils égalent la longueur de l'intestin grêle, dépassent sa capacité et de beaucoup l'étendue de sa muqueuse.

C'est ainsi que chaque cæcum du Tetras des saules (*Tetrao Saliceti*), connu sous le nom de Perdrix blanche, que l'on voit communément sur les marchés de Paris, et dont la nourriture consiste presque exclusivement en rameaux de bouleaux, a 40 centimètres de longueur, ce qui fait 80 centimètres de cæcums, pour un oiseau dont la taille ne dépasse pas celle de la perdrix rouge.

Et ici le perfectionnement de structure est analogue à ce que nous avons signalé chez les mammifères herbivores, c'est-à-dire que la muqueuse offre des replis pour augmenter sa surface, des glandes pour sécréter un liquide et des villosités énormes, fongiformes pour absorber les principes nutritifs.

Bien que le développement des cæcums soit manifestement, chez les oiseaux, de même que chez les mammifères, parallèle au régime, on trouve à cette règle quelques exceptions remarquables, dont il est difficile de saisir la raison.

C'est ainsi qu'auprès des *Rapaces diurnes,* qui n'ont pas de cæcums ou qui n'en ont que de rudimentaires, nous trouvons les *Rapaces nocturnes* qui en possèdent de très-développés, et qu'à côté des Gallinacés à cæcums volumineux, nous voyons les *pigeons* qui en sont dépourvus.

La première exception trouve son explication, comme l'avait fait observer Cuvier, dans la brièveté de l'intestin grêle chez les rapaces nocturnes, il y a en quelque sorte compensation; la seconde semble se rattacher à une activité toute particulière des fonctions digestives des pigeons. Il résulte en effet des expériences de MM. Bouchardat et Sandras sur les matières féculeuses que les transformations moléculaires sont achevées chez eux avant que la bouillie alimentaire ait atteint la fin de l'intestin grêle, tandis qu'il n'en est pas ainsi chez les Gallinacés.

Telles sont brièvement la disposition générale et les différences capitales qu'offre le cæcum chez les animaux vertébrés. Mais pour en bien suivre les modifications et saisir les relations qui existent entre son développement, sa structure et la nature de l'alimentation, il est nécessaire de l'envisager dans la série tout entière des mammifères et des oiseaux.

DE LA SIGNIFICATION DU CÆCUM SURNUMÉRAIRE DES MAMMIFÈRES ET DES OISEAUX.

Avant d'examiner les modifications que subit le cæcum dans la série des vertébrés, nous devons dire un mot d'un autre *diverticulum* de l'intestin, qui se voit chez quelques mammifères, plus fréquemment chez les oiseaux, et auquel on a improprement donné le nom de cæcum.

On doit entendre par *cæcums proprement dits*, ces diverticules situés à l'union de l'intestin grêle et du gros intestin, d'une structure semblable à celle du canal digestif et dans lesquels s'amassent, pour y séjourner, les substances nutritives. Rudimentaires chez certaines espèces, ils prennent chez d'autres un développement important et subissent des perfectionnements de structure.

En dehors de cet organe, simple dans les mammifères, double dans les oiseaux, on en observe parfois un autre qui offre avec le précédent une frappante analogie.

Ce *cæcum surnuméraire* est l'apanage de quelques rongeurs du genre Lagomys. Le *Lagomys pusillus* (*a*) par exemple, très-voisin du lapin, possède, dit M. H. Milne-Edwards, un petit cœcum accessoire, à quelque distance et en amont du cæcum proprement dit. Cette petite poche

(*a*) Carus et Otto. Tab. anat. comp. illustr., part. IV, pl. 9, fig. 23 et 24. — Wagner icones zootomicæ, pl. 7, fig. 22. — H.Milne Edwards. Leç. sur l'anat. et la phys. comp., t. VI, p. 350.

appendiculaire est fort remarquable, parce qu'elle semble correspondre au *pédoncule de la vésicule ombiticale de l'embryon.*

Cette disposition curieuse se retrouve plus communément et plus accentuée chez quelques oiseaux, et l'on en peut mieux saisir la signification.

A une distance variable, mais toujours très-faible, on trouve au-dessus du cæcum, un *diverticulum* dans le point où primitivement était inséré le sac vitellin.

Chez les oiseaux de proie, les passereaux, ce pédoncule disparaît, mais il persiste presque constamment chez le coucou, les poules d'eau, les râles, les courlis, les barges, les oies, les canards, les cygnes, les cormorans, et souvent on le rencontre chez les cigognes, les grues, les hérons, les ibis, le flammant (*a*).

Ce qui montre mieux encore la signification de cet organe rudimentaire, c'est qu'il est remplacé chez quelques struthidées, par un *sac* sans ouverture (*b*), renfermant encore de la substance vitelline. Cette disposition a été constatée par Carus sur un jeune casoar de la Nouvelle-Hollande, par Siebold et Stannius sur un adulte de la même espèce, et une fois par Owen sur l'apteryx. L'orifice aboutissant à l'intestin était fermé et le sac rempli d'une substance noirâtre caséiforme; sur ses parois on distinguait les restes des vaisseaux omphalo-mésentériques.

Il n'y a donc aucun parallèle à établir, aucun rapprochement à faire, entre le *cæcum* proprement dit et le *diverticule* dont nous venons de parler. Le premier est un organe construit sur le type du tube digestif, dont il partage la structure et les fonctions physiologiques, le second est le

(*a*) Wagner. Münchner Denschrift, 1837, p. 286.

(*b*) Siebold et Stannius. Anat. comp., t. II, p. 332. — Carus. Erlaüterungstafeln, heft IV, pl. VI.

vestige du pédoncule de la vésicule ombilicale, en un mot, un rudiment de la vie embryonnaire, une cicatrice tout à fait comparable à l'ombilic.

DU CÆCUM DANS LA SÉRIE DES VERTÉBRÉS

I. — MAMMIFÈRES.

A. — Ordres à cæcums rudimentaires.

Les mammifères pourvu d'un *cæcum*, dit M. Sappey, sont ceux chez lesquels la terminaison de l'intestin grêle est plus ou moins perpendiculaire à l'origine du gros intestin. Chez les animaux ainsi conformés, les deux intestins ne se soudent pas l'un à l'autre à la manière des deux branches d'un angle droit. Le premier s'ouvre dans le second un peu au-devant de l'origine de celui-ci, en sorte qu'une partie du gros intestin déborde en arrière l'embouchure de l'iléon : c'est cette partie seule qui constitue le cæcum. On voit, par conséquent, que cet organe sera d'autant plus long que l'intestin grêle s'ouvrira sur un point plus élevé ou plus antérieur du gros intestin.

Chez les mammifères, la continuation directe de l'intestin grêle et du gros intestin, avec *absence de cæcum*, est une disposition fort rare, et l'on en peut citer qu'un petit nombre d'exemples.

Dans ce cas sont, parmi les CARNASSIERS : les *Ours*, les *Ratons*, les *Pandas*, les *Benturons*, les *Coatis*, les *Gloutons*, les *Blaireaux* ; — les MARSUPIAUX CARNIVORES : genres

Thylacine, *Dasyure*, *Phascogale*; — tous les CHEIROPTÈRES ; — presque tous les INSECTIVORES : le *Hérisson*, la *Taupe* ; — un RONGEUR : le *Loir* ; — parmi les ÉDENTÉS : les *Paresseux* et la plupart des *Tatous* ; — quelques CÉTACÉS ORDINAIRES : le *Marsouin*, le *Dauphin*, l'*Hypéroodon*, le *Nerval*. A l'exception de ceux mentionnés, tous les mammifères possèdent un cæcum, et cet organe, comme nous le verrons bientôt, prend chez certains animaux un volume, une conformation, une structure que l'anatomie humaine est loin de laisser soupçonner.

Nous allons examiner les modifications que subit le cæcum dans les différents ordres de la classe des mammifères et, tout en conservant, autant que possible, la classification naturelle, nous rapprocherons les uns des autres, ceux qui, sous le rapport de son développement, présentent les plus étroites affinités. Nous aurons ainsi chez les mammifères, de même que chez les oiseaux, trois groupes. Le premier comprendra les *ordres à cæcum rudimentaire* ; le second les *ordres à vaste cæcum*, le troisième enfin comprendra les ordres auxquels nous donnons le nom d'*ordres mixtes* et se composera, chez les mammifères, des marsupiaux et des cétacés, chez les oiseaux, des échassiers et des palmipèdes, qui tous renferment des animaux carnivores et herbivores différant essentiellement par la constitution de leur tube digestif.

1° CÆCUM DE L'HOMME.

Le cæcum de l'homme est trop connu et trop bien décrit dans nos ouvrages classiques d'anatomie humaine pour que nous puissions ajouter quelque chose à ce qui en a été dit. Nous en parlons ici d'abord pour faciliter les descriptions qui vont suivre et nous en servir comme terme de comparaison, mais surtout pour montrer que le cæcum de l'homme, considéré comme type, n'est au contraire qu'un organe rudimentaire.

Le cæcum est ce renflement qui succède à l'intestin grêle, et dans lequel l'iléon déverse le résidu de la digestion.

Sa forme est celle d'une ampoule arrondie, bosselée, généralement plus large que la portion de l'iléon qui lui fait suite et avec laquelle il se continue, du reste, sans ligne de démarcation.

Surface interne. — Vu extérieurement, il représente une ampoule légèrement prismatique et triangulaire, dont le fond arrondi donne naissance en dedans et en arrière à un prolongement étroit, allongé, digitiforme connu sous le nom d'*appendice cæcal* ou *vermiforme.*

De la base de cet appendice naissent trois bandelettes qui se distribuent l'une à la face antérieure, les deux autres à la face postérieure du cæcum et se prolongent sur le gros intestin. Au niveau de chacune de ces trois bandes, la paroi se déprime en gouttière et présente dans les intervalles trois rangées de boursouflures séparées par des sillons profonds.

Surface interne. — La cavité de l'organe offre une configuration inverse de la précédente. Elle présente, comme toutes les autres parties de la surface interne du gros intestin, trois saillies longitudinales formées par les brides, trois séries d'ampoules moulées sur les bosselures, et des crêtes saillantes produites par les étranglements. La surface interne présente encore une valvule destinée à prévenir tout reflux du gros intestin dans l'intestin grêle (*valvule iléo-cæcale* ou *valvule de Bauhin*) et l'orifice de l'appendice.

Valvule iléo-cæcale. — La valvule iléo-cæcale est formée par une sorte d'invagination de l'extrémité terminale de l'intestin grêle dans le gros intestin.

Vue par l'intérieur du cæcum, elle se présente sous l'aspect d'un croissant formé de deux valves, l'une supérieure, l'autre inférieure. Dans leur écartement se laisse voir un orifice elliptique, sorte de boutonnière, qui se ferme par la simple juxtaposition des lames valvulaires. En se réunissant par leurs extrémités, elles forment de chaque côté une sorte de bride qui se perd sur la paroi intestinale. Ces brides sont connues sous le nom de *rênes* ou *freins* de la valvule.

Vue par l'intestin grêle, la valvule iléo-cæcale représente une cavité cunéiforme ouverte à son sommet, et formée de deux parois qui se meuvent l'une sur l'autre à la manière de deux valves.

La valvule iléo-cæcale offre une structure assez curieuse. Si, après avoir enlevé sur un intestin distendu la membrane péritonéale, on examine la continuité de l'iléon et du gros intestin, on voit que les fibres longitudinales de l'intestin grêle embrassent le cæcum où elles deviennent transversales. — Le plan des fibres circulaires, la tunique celluleuse et la tunique muqueuse, entrent dans la composition de la valvule et en constituent chaque lame par leur duplicature.

Pour s'assurer de cette disposition, il faut, après avoir insufflé le cœcum, enlevé le péritoine et incisé les fibres longitudinales, opérer une légère traction sur l'intestin grêle ; on voit alors les deux valves se dédoubler et disparaître enfin complètement.

Appendice cæcal. — L'appendice cæcal ou vermiforme est un prolongement étroit, allongé, digitiforme, long de

6 à 10 cent., creux intérieurement, et qui naît de la partie postérieure et interne du cæcum. Un repli du péritoine l'attache le plus souvent à la face interne et lui forme une sorte de petit mésentère ; mais il présente beaucoup de variétés dans sa disposition.

Si l'on incise suivant son axe l'appendice vermiforme, on voit qu'il est creusé d'une cavité étroite, dans laquelle s'amassent souvent des matières fécales qui y durcissent et forment de petites boules. Un repli valvulaire, plus ou moins notable suivant les sujets, en masque en partie l'orifice.

Structure du cæcum. — Le cæcum, de même que les autres parties du gros intestin, est formé de quatre tuniques, une séreuse, une musculeuse, une celluleuse et une muqueuse. La dernière seule offre de l'intérêt au point de vue qui nous occupe.

La muqueuse du cæcum de l'homme est semblable à celle du gros intestin, c'est-à-dire qu'elle est construite sur le type des voies d'excrétion du tube digestif ; elle n'en diffère que par un nombre peut être plus considérable de follicules clos.

Elle est plus épaisse que la muqueuse de l'intestin grêle, sa consistance est plus ferme et sa couleur plus pâle dans l'état de vacuité.

La surface interne, parfaitement lisse dans toute son étendue, ne présente ni valvules conniventes, ni villosités, ni plaques de Peyer.

Elle offre à étudier un *épithélium*, des *glandes en tubes* et des *follicules clos*.

L'*épithélium* se compose de cellules cylindriques disposées sur un seul plan. Ces cellules contiennent un noyau, des granulations moléculaires et une petite quantité de liquide. Elles se distinguent de celles de l'intestin grêle par l'absence du plateau strié.

Les *glandes en tubes*, sont plus longues, plus larges et plus composées que celles de l'intestin grêle ; vues par la face libre de la muqueuse, elles paraissent si rapprochées qu'elles la transforment en un véritable crible. Leur structure est identique avec celles des glandes de Lieberkühn.

Les follicules clos ressemblent aux follicules de Pey isolés de l'intestin grêle, mais ils sont un peu plus volumineux et déterminent une saillie à la surface de la muqueuse. Parfois, il existe à leur niveau une dépression, le follicule dans ce cas écarte la couche glandulaire et l'on aperçoit son sommet au fond d'une petite cavité utriculiforme.

La structure de l'*appendice cæcal* est entièrement semblable à celle du cæcum. Ses parois sont seulement plus épaisses et les follicules clos y deviennent parfois très-nombreux.

Les *artères* du cæcum et de son appendice viennent de la partie terminale de la mésentérique supérieure. — Ses *veines* vont se jeter dans le tronc veineux correspondant.

Les *vaisseaux lymphatiques* se rendent dans de petits ganglions situés sur la face interne de l'organe, au voisinage de l'angle iléo-cæcal.

2° QUADRUMANES.

Dans les quadrumanes, le cæcum devient plus volumineux,

Chez les *Singes* anthropomorphes, l'*Orang-Outang*, la

disposition de cet organe est la même que chez l'homme; il existe un *appendice cæcal*.

Le cæcum du Gibbon (*a*) est court, mais très-renflé, et un appendice plus long que celui de l'homme fait suite au cul-de-sac de cette portion du gros intestin. Mais chez les autres quadrumanes, de même que chez la plupart des mammifères des autres ordres, il n'y a *pas d'appendice vermiforme*.

Le cæcum est en général gros, court, à parois cylindriques et ne présente que peu ou point de bosselures chez les *Singes de l'ancien continent*, exemples : le Patas (*b*), le Mangabey (*c*), le Callitriche (*d*), les Macaques (*e*). Chez quelques-uns seulement, tels que les Semnopithèques, les Magots, lesboursouflures sont assez fortes.

Il est en général plus long et plus grêle chez les *Singes du nouveau continent* (1), tels que le Coaïta (*f*), le Sajou (*g*), le

(1) *Alouatte*. — Chez l'*Alouatte*, le cæcum est assez court, très-gros, mais sans cellules (Carus et Otto, pl. IX, fig. 20. — Meckel. Syst. der Vergleich. anat., t. IV, p. 729).

Sapajous et Sagouins. — Ces animaux ont un cæcum long, cylindrique, recourbé à l'extrémité et quelquefois d'un diamètre plus petit que celui du gros intestin : c'est ce qui a lieu, par exemple, dans le *Sajou brun*, dans le *Sajou ordinaire* et dans le *Saï* où il augmente de grosseur vers son extrémité (Cuv. Anat. comp., 2e édit., t. IV, p. 230).

Lagotrix. — Chez le *Lagotrix*, il est long, d'un très-grand diamètre, à peine celluleux (Cuv. Loc. cit., p. 230).

Saïmiris. — Chez le *Saïmiri*, il est moins long, replié sur lui-même, plus gros relativement à l'intestin grêle et sans cellules (Cuv. Loc. cit., p. 230).

Ouistitis. — Il est court, gros et sans cellules (Cuv. Loc. cit., p. 230).

(*a*) Daubenton. Descript. (Buffon. Hist. nat. des mammif., pl. 409). — Cuv. Anat. comp., 1re édit., t. III, p. 481.

(*b*) Daubenton. Loc. cit., pl. 427, fig. 2.

(*c*) Daubenton. Pl. 431, fig. 3.

(*d*) Daubenton. Pl. 434, fig. 2.

(*e*) Cuv. Anat. comp., 2e édit., t. IV, p. 229.

(*f*) Daubenton. Loc. cit., pl. 444, fig. 2. — Cuv. Le règne animal, pl. 16, fig. 3.

(*g*) Daubenton. Pl. 447, fig. 2.

Saimiri (*a*), etc., et chez les Makis (1), les Indris, les Loris (*b*), les Tarsiers (*c*) le cæcum s'allonge encore davantage et peut atteindre des proportions considérables.

3° CARNASSIERS.

Les *carnassiers* sont de tous les animaux ceux dont le cœcum est le moins développé, il est tout à fait rudimentaire, et même chez quelques-uns il n'existe pas.

Chez les CARNASSIERS PLANTIGRADES, c'est-à-dire les Ours, les Ratons, les Panda, les Benturongs, les Coatis, les Blaireaux, les Gloutons, le canal intestinal conserve à peu près le même diamètre dans toute son étendue, comme dans les insectivores, et le *cæcum n'existe pas*.

Chez les CARNASSIERS DIGITIGRADES, il n'y a pas de cæcum, ou bien cet organe est rudimentaire.

Il est très-petit chez le Chat (2), le Lion (*d*), le Tigre (*e*),

(1) *Makis.* — Les makis ont le cæcum plus long que les singes. Dans le *Maki mococo*, il diminue insensiblement et devient plus petit que l'iléon à quelques centimètres de sa terminaison. Dans le *Maki vari*, le cæcum est encore plus long. Celui du *Maki nain* est court et gros et s'écarte conséquemment, par sa forme, des autres espèces de ce genre (Cuv. Anat. comp., t. IV, 2e édit., p. 230. — Daubenton. Loc. cit , Maki mococo, pl. 459. Maki vari, pl. 461, fig. 1).

(2) *Chat.* — Chez le *Chat*, le cæcum offre une disposition assez curieuse dont nous parlerons en étudiant l'appendice cæcal. Il est court, rudimentaire et comme étranglé vers le milieu, en forme de sablier. La dilatation qui se continue avec le côlon est lisse, de coloration rosée et analogue pour la structure à celle du gros intestin. L'ampoule inférieure, au contraire, offre des parois plus épaisses; sa surface interne, blanchâtre, est entièrement tapissée de follicules clos, faisant

(*a*) Daubenton. Pl. 452, fig. 1.
(*b*) Cuv. Anat. comp., 2e édit., t. IV, d. 231.
(*c*) Cuv. Anat. comp., 1re édit., pl. 39, fig. 1; 2e édit., t. IV, p. 231.
(*d*) Daubenton. Loc. cit., pl. 142.
(*e*) Cuvier. Anat. comp., 1re édit., pl. 39, fig. 2.

le Léopard (*a*), la Civette (1), les Mangoustes (2), l'Ichneumon (*b*).

Très-étroit, sans boursouflures, mais notablement plus long, chez les Hyènes (*c*).

Etroit, cylindrique et allongé chez le Loup (*d*), le Renard (*e*).

Le cæcum du *chien* offre la même disposition que celui de ces derniers animaux. Il est *rudimentaire* et, tout en présentant un type bien caractérisé de cæcum de carnassier, il est singulièrement contourné; à ce double titre nous allons le décrire ici, ce qui nous permettra, au moyen d'un exemple, de mieux tracer les caractères fondamentaux de cet organe chez les animaux carnivores.

Cæcum du Chien.

Forme, volume, situation. — Le cæcum du chien, de

relief, et pressés les uns contre les autres, de façon à constituer une vaste plaque de Peyer (Daubenton. Buff. Hist. nat. des mamm., pl. 93, fig. 3 et 4. — Cuv. Anat. comp., 2e édit., t. IV, p. 236).

(1) *Civette.* — Le cæcum est très-court, étroit et semblable pour la forme et la grandeur au petit doigt de l'homme (Cuv. Anat. comp., t. IV, p. 235).

(2) *Mangouste.* — Dans la *Mangouste d'Egypte*, le cæcum ressemble pour la forme à celui de la civette, c'est-à-dire qu'il est allongé, cylindrique et un peu plus mince vers son extrémité qu'à sa base. Il n'a que 8 millimètres de diamètre, andis que l'intestin grêle en a 11. Dans la *Mangouste des Indes*, il se dirige parallèlement à l'iléon, comme pour former ensemble le gros intestin, qui commence seulement sous le duodénum. Il n'y a ni pli ni ride à l'endroit ordinaire de la valvule de Bauhin (Cuv. Anat. comp., 2e édit., t. IV, p. 235).

(*a*) Home. Lectures on comparative anatomy, t. II, pl. 113.

(*b*) Cuvier. Anat. comp., 1re édit., pl. 39, fig. 3.

(*c*) Daubenton. Loc. cit., pl. 224, fig. 2. — Cuv. Anat. comp., 2e édit., t. IV, p. 236.

(*d*) Daubenton. Loc. cit., pl. 106, fig. 1 et 2.

(*e*) Daubenton. Pl. 58, fig. 1, etc.

même que celui de tous les mammifères carnassiers, est d'un faible volume. Il se présente sous la forme d'un tube cylindrique, lisse, sans bosselures, comme le reste du gros intestin, contourné en spirale et maintenu dans cette position par un mésentère qui relie étroitement entre eux ses deux ou trois tours de spire.

Sur le cadavre, il est presque toujours vide, revenu sur lui-même, ou contient des matières durcies par un séjour prolongé et paraît tout à fait réduit à l'état rudimentaire.

Deux points surtout doivent attirer notre attention dans la disposition du cæcum chez le chien que nous prenons pour type du cæcum des carnassiers.

1° Chez l'homme, l'iléon déverse directement son contenu dans le cæcum qui le livre au gros intestin avec lequel il se continue sans ligne de démarcation; la valvule de Bauhin, qui empêche le reflux du contenu du gros intestin dans l'intestin grêle, mérite dès lors le nom de valvule iléo-cæcale. Mais, dans le chien, la disposition du cæcum n'est plus la même. Cet organe forme un diverticule qui vient s'ouvrir dans le gros intestin, tandis que celui-ci et l'intestin grêle se continuent presque en droite ligne. C'est au point d'union de ces deux derniers segments du tube digestif que se voit la valvule qui dès lors est *iléo-colique*.

2° Le cæcum suit un trajet rétrograde, il remonte en effet le long de l'iléon, comme le font les cæcums des *Oiseaux*, et se trouve intimement relié à lui par un repli mésentrique. Cette situation, que nous ne pouvons manquer de signaler, nous montre chez les mammifères une disposition qui paraissait particulière aux oiseaux, et fait ressortir l'analogie qui existe entre les cæcums en apparence si différents de ces deux classes de vertèbres.

Le cæcum du chien ne siége point dans la fosse iliaque

comme celui de l'homme, et n'est point fixé étroitement à la paroi abdominale; il est au contraire très-remonté dans le flanc droit, au voisinage du rein, et flottant comme les autres parties de l'intestin.

Sa position par rapport à l'axe du corps est déclive, c'est-à-dire, que son extrémité aveugle regarde en bas; mais envisagé dans sa situation par rapport à l'intestin grêle, sa direction est au contraire ascendante. Il remonte en effet comme nous l'avons vu le long de l'iléon.

Conformation intérieure et structure.

L'intestin grêle s'ouvre dans le gros intestin sous un angle si aigu, qu'il débouche presque suivant l'axe de ce dernier.

La *valvule iléo-colique* établit la ligne de démarcation de ces deux segments. Elle se présente sous la forme d'un repli, formé par un renforcement des fibres annulaires.

Le cæcum s'ouvre dans le côlon par un orifice légèrement rétréci dont la muqueuse se fronce à la façon du *cardia*.

La surface interne est lisse, sans bosselures, et, de même que chez l'homme, dépourvue des valvules conniventes et des villosités que nous retrouverons bientôt dans les cæcums de quelques herbivores.

On n'y voit point de plaques de Peyer, mais seulement des follicules clos disséminés, qui, par leur ouverture centrale, rappellent avec une saisissante vérité les pustules ombiliquées d'une variole discrète.

En résumé, le *cæcum du chien* est encore construit, comme celui de l'homme, sur le type du *gros intestin*, c'est un organe rudimentaire et dépourvu de rôle physiologique.

Le côlon qui lui succède n'offre aucune particularité remarquable.

4° AMPHIBIES.

Les *Phoques* et les *Morses*, qui composent cet ordre, sont de véritables carnassiers par leurs canines pointues, leurs molaires tranchantes ou coniques sans aucune partie tuberculeuse, leur estomac simple, leur régime.

Le cæcum de ces animaux est aussi construit sur le même type que celui des carnassiers. C'est un cul-de-sac rudimentaire, très-court, à peine renflé, ou un simple appendice digitiforme.

5° CHEIROPTÈRES.

Les cheïroptères ou *chauves-souris* ne présentent aucune trace de cæcum.

Un groupe, celui des *Galéopithèques*, bien distinct des chéïroptères ordinaires, se rapproche beaucoup des Lemuriens et des Rongeurs par la disposition de l'appareil digestif. Ils ont un très-grand cæcum et l'on observe la division du canal intestinal en gros et petit intestin.

Le cæcum du *Galéopithèque* (*a*), est raccourci par trois bandes tendineuses, qui forment un grand nombre de boursouflures ou de cellules. Cette disposition se continue sur le gros intestin, jusqu'à la distance de plus d'un décimètre, de sorte que ces deux parties semblent ne former qu'un même segment du tube digestif, au milieu duquel l'iléon vient se joindre. Après cet espace, le gros intestin

(*a*) Cuv. Anat. comp., 2e édit., t. IV, p. 231 ; 1re édit., pl. 39, fig. 4.

diminue de diamètre, perd ses boursouflures, et prend la même apparence que l'intestin grêle. Il est extraordinairement long.

6° INSECTIVORES.

Presque tous les *Insectivores* sont dépourvus de cæcum : le Hérisson, la Taupe etc. Il n'y a d'exception que pour les genres Cladobate et Macroscélide où cet organe est rudimentaire.

7° ÉDENTÉS.

Les Edentés ne possèdent point de cæcum ou n'en ont également qu'un rudimentaire, ce qui revient au même.

Les *Paresseux*, les *Tatous*, les *Pangolins* n'en présentent aucune trace.

Celui de *Oryctéphores* est petit et obtus.

Chez le *Fourmilier* (a), cet organe, bien que réduit et tout à fait nul au point de vue des fonctions, affecte une disposition singulière qui rappelle la conformation du cæcum des oiseaux.

L'intestin grêle se termine par un étranglement très-serré, auquel succède un gros intestin très-volumineux. De chaque côté se voient deux petits appendices ovoïdes de 5 millim. de longueur, qui s'ouvrent par de très-petits orifices et ne donnent pas accès aux matières alimentaires.

(a) Daubenton. Loc. cit., pl. 282, fig. 1.
Carus et Otto. Loc. cit,, pl. 9, fig. 22.
Wagner. Icones zootomicæ, pl. 7, fig. 20.

8° MOMOTRÈMES.

Chez les Monotrèmes: *Echidnés* (*a*) et *Ornithorhynque* (*b*), le cæcum est rudimentaire.

B. — Ordres à vaste cæcum.

1° RONGEURS.

De tous les animaux que nous avons à examiner, les *Rongeurs* sont ceux dont le cæcum présente les dimensions les plus considérables, la structure la plus compliquée et la plus étrange.

Les *Loirs* seuls en sont dépourvus.

Les *Rongeurs* en général, surtout ceux qui puisent leur alimentation dans le règne végétal, le Lapin (*c*), le Lièvre (*d*), le Porc-épic (1), le Cochon d'Inde (*e*), l'Agouti (*f*), l'Ecureuil (*g*), le Hamster (*h*), les Campagnols (*i*), la Marmotte (2), le Castor (*j*), possèdent un cæcum énorme, allongé, qui

(1) *Porc-épic*. — Le cæcum est long, conique et d'un très-grand diamètre. Trois bandes tendineuses forment dans sa longueur autant de rangs de boursouflures (Cuv. Anat. comp., 1re édit., pl. 39, fig. 6 ; 2e édit., t. IV, p. 251. — Perrault. Mém., t. III, 2e partie, pl. 42, fig. 11).

(2) *Marmotte*. — Le cæcum est très-volumineux, en forme de sac divisé par des étranglements annulaires (Daubenton, pl. 177).

(*a*) Cuv. Anat. comp., 1re édit., pl. 30, fig. 10.
(*b*) Cuv. Anat. comp., 1re édit., pl. 39, fig. 11.
(*c*) Voy. ma pl.
(*d*) Daubenton. Pl. 93, figs 3 et 4.
(*e*) Daubenton. Pl. 148, fig. 1.
(*f*) Daubenton. Pl. 197.
(*g*) Daubenton. Pl. 132, fig. 1 et 2.
(*h*) Daubenton. Pl. 272, fig. 2. — Wagner. Icones zootomicæ, pl. 7, fig. 19.
(*i*) Daubenton. Pl. 134.
(*j*) Daubenton. Pl. 187, fig. 2.

peut égaler et même dépasser plusieurs fois la capacité de l'estomac et occuper la plus grande partie de la cavité abdominale.

Il forme une vaste poche, dans laquelle s'amassent, pour un long séjour, les substances alimentaires, et qui n'est en communication avec l'intestin grêle et le gros intestin que par deux étroits orifices analogues au pylore et au cardia.

Dans ce groupe, la conformation du cæcum offre des modifications très-variées. Quelquefois, comme cela se voit dans les Spermophiles, les Gerboises, les parois sont unies, et la cavité ne présente aucune disposition remarquable.

Mais, chez la plupart des espèces, cet organe est couvert d'énormes bosselures, disposées sur plusieurs lignes lorsqu'elles sont séparées par des bandelettes musculeuses longitudinales. La cavité se trouve ainsi garnie de nombreuses ampoules anfractueuses.

Elle est revêtue parfois de replis de la muqueuse tout à fait analogues aux *valvules conniventes*. Une valvule semblable, fort remarquable, parcourt sous forme d'une *lame spirale* toute l'étendue du cæcum chez le *Lièvre* et le *Lapin*.

D'autres caractères importants de structure établissent entre le cæcum de ces animaux et l'intestin grêle la plus parfaite analogie.

La muqueuse est criblée de *glandes en tubes*, recouverte de *follicules clos*, souvent même revêtue de vastes *plaques de Peyer*, et l'on y voit parfois des *villosités* très-nombreuses.

Le cæcum des Rongeurs, du moins chez les espèces où il acquiert son maximum de développement et un haut degré d'organisation, est donc construit bien plus sur le type de l'intestin grêle que sur celui des voies d'excrétion du tube digestif, et l'on n'est plus éloigné de croire que dans ces conditions, il puisse jouer dans les phénomènes de la digestion quelque rôle physiologique.

A cet organe, déjà volumineux et compliqué, en succède encore un second, le *côlon modifié*, qui offre la même apparence sur une certaine étendue et semble en être le complément.

Ce nouveau segment du tube digestif, parfois couvert de villosités, est le siége d'une absorption très-active. Nous le retrouverons encore, bien autrement modifié et acquérant une importance plus grande, chez les animaux solipèdes, où il porte le nom de *côlon replié*.

Après une certaine étendue, toujours assez faible, le côlon modifié perd ses caractères, et il lui succède un long segment rétréci, s'étendant jusqu'à l'anus, et servant de voie d'excrétion au contenu du tube digestif. Cette singulière organisation se fait surtout remarquer chez les *Hamsters*, les *Campagnols* et les *Lemmings*.

Pour donner une idée plus exacte de l'importance que prend le cœcum dans l'ordre des Rongeurs, nous allons décrire celui du *Lapin*.

Cæcum du Lapin. (Pl. I.)

Le Lapin, que nous prenons pour type des Rongeurs, nous offre un cæcum qui présente les modifications les plus étranges.

En examinant cet organe chez les grands herbivores, surtout les solipèdes, dont l'estomac est simple, nous verrons encore des perfectionnements notables, mais nulle part un développement aussi considérable et une structure aussi curieuse.

Forme, volume, situation. — Le cæcum du lapin forme une vaste poche conoïde. Sa longueur atteint 0^m, 55 ; son diamètre est bien des fois supérieur à celui de l'intestin grêle et quatre fois plus grand que celui du gros intestin. Nous avons trouvé sa capacité de 250 centimètres cubes, c'est-à-dire 1/4 de litre, chez un sujet de moyenne taille.

Il affecte l'aspect d'un sac conoïde, incurvé à son extrémité supérieure et terminé inférieurement par un *appendice* de 12 centimètres de long.

Placé dans le flanc droit, il en occupe toute l'étendue, et pour trouver place dans la cavité abdominale, il se replie trois fois sur lui-même. Il prend origine dans le flanc droit, remonte dans l'hypochondre droit au voisinage de l'extrémité pylorique, décrit une 1re courbure, descend dans la fosse iliaque, se recourbe une 2e fois, pour remonter de nouveau jusqu'à l'estomac, où il se replie une 3e fois, pour se terminer enfin vers le milieu de la région abdominale. Ainsi disposé, il parcourt quatre fois dans sa longueur la majeure partie de l'abdomen.

Toujours plein de matières alimentaires, même chez les animaux qui meurent d'inanition, contrairement à ce qui se voit chez les carnassiers, son volume est tel que, lorsqu'on pratique une incision sur la ligne médiane de l'abdomen, il fait hernie et masque les anses de l'intestin grêle.

Sa coloration d'un brun foncé le fait aisément distinguer des autres segments du tube digestif. Vu extérieurement, il présente d'énormes bosselures déterminées par un sillon profond en forme de spire, qui commence à la base de l'appendice et répond à une disposition curieuse de la surface interne.

Sa disposition, sa forme, sa structure, permettent de lui reconnaître un *corps* et deux *extrémités*.

L'extrémité supérieure. — Renflée et incurvée en arc ou en forme de *crosse*, il reçoit l'intestin grêle et le côlon qui s'ouvrent à quelques centimètres l'un de l'autre.

L'iléon, avant de déboucher dans le cæcum, offre un renflement ovoïde, entièrement occupé par une vaste plaque de Peyer.

Le côlon, au contraire, prend naissance par un étranglement très-marqué et une diminution considérable du calibre.

Le corps. — Il présente cette énorme bosselure spiroïde, dont nous avons parlé.

L'appendice cæcal. — Il se distingue des deux premières parties, non-seulement par son aspect, mais encore par sa structure. C'est un prolongement digitiforme de 12 centimètres, régulièrement cylindrique, sans traces de bosselures et de coloration blanchâtre.

Conformation intérieure et stucture.

L'iléon s'ouvre dans cette vaste poche à angle droit, au niveau de la crosse, immédiatement au-dessous du côlon, par une dilatation ovoïde.

La valvule *iléo-cæcale* qui sépare du cæcum ce renflement ampullaire, diffère beaucoup de la valvule de Bauhin et de l'anneau que nous avons vu chez les mammifères carnassiers.

C'est un repli muqueux en forme de disque, analogue à l'iris, percé d'un trou circulaire et fixé par sa grande circonférence sur le pourtour de l'orifice.

Le *côlon* prend origine dans le cæcum par un orifice rétréci et plissé qui correspond au sommet de la crosse.

La *surface intérieure* offre une disposition fort curieuse et une structure qui ne rappelle nullement les voies d'excrétion du gros intestin, mais bien dans toute sa perfection la muqueuse de l'intestin grêle.

Elle est parcourue par une *valvule spirale*, analogue aux valvules conniventes de l'intestin.

Cette lame, formée par l'adossement de la muqueuse à elle-même, large de plus d'un centimètre, commence à l'ouverture de l'*appendice*, décrit une vingtaine de tours en remontant vers la crosse, et s'arrête près de l'orifice du côlon.

Cette disposition remarquable de la *valvule spirale*, dont la structure et le rôle physiologique sont ceux des valvules conniventes, paraît avoir une utilité réelle.

Dans l'intestin, la marche régulièrement progressive des aliments permettait la présence de valvules annulaires, couchées dans le sens du courant.

Ces valvules offraient le double avantage de laisser libre cours aux matières et de s'opposer à leur reflux sous l'influence des mouvements antiperystaltiques de l'intestin grêle.

Dans le cæcum du lapin, vaste succursale de l'intestin grêle, une disposition analogue eût été impossible. Le mouvement direct se fût fait aisément, mais le mouvement rétrograde, déjà assez difficile par lui-même, eût rencontré un obstacle qui, reproduit sur une longueur de plus de 50 centimètres, fut devenu infranchissable, surtout si nous prenons en considération la consistance croissante des substances sous l'influence de l'absorption énergique qui s'y exerce.

La *valvule spirale*, au contraire, tout en multipliant la surface d'absorption et de sécrétion, vient en aide à une disposition éminemment favorable à cette marche lente et rétrograde.

Elle complète la vaste gouttière également spirale comprise entre deux tours de la valvule, et dans laquelle les aliments trouvent une voie libre, un soutien et une vaste étendue de surface absorbante.

Sur le vivant, la muqueuse est d'un rouge assez vif, mais sur le cadavre, elle perd cette coloration pour devenir rose. Elle est criblée de *glandes en tubes*, couverte de *villosités* lamellaires, et présente au niveau de l'orifice de l'intestin grêle une très-vaste *plaque de Peyer* de forme quadrilataire.

L'appendice cæcal se présente sous un aspect bien différent, et c'est surtout sur le lapin qu'on peut se rendre compte de la structure véritablement typique de ce petit organe. Ses parois sont beaucoup plus épaisses que celles du cæcum, il est digitiforme et acquiert 12 centimètres de longueur. Un canal le parcourt dans toute son étendue. Il tranche par sa coloration blanchâtre sur la muqueuse rose du cæcum ; la valvule spirale ne s'y prolonge point et ses parois sont tapissées par une vaste *plaque de Peyer* qui en occupe toute l'étendue, en sorte qu'il se présente comme organe *essentiellement lymphoïde*.

Du côlon modifié. — Nous venons de voir quelle importance prend le cæcum chez les rongeurs herbivores, dont nous avons pris le lapin pour type, et quel perfectionnement de structure il acquiert. Nous avons dit aussi qu'à cet appareil compliqué, ne succède point immédiatement un gros intestin avec la structure rudimentaire que nous lui connaissons chez l'homme et les animaux carnassiers, mais bien un *organe complémentaire*. Chez les rongeurs, le cæcum suffit presque entièrement aux phénomènes ultimes de digestion, aussi le *segment* particulier dont nous avons à nous occuper est loin d'offrir les dispositions curieuses que nous retrouverons en étudiant le *côlon replié* des *solipèdes*. Cependant,bien qu'atténuée ici, la disposition est la même.

Le côlon présente en effet deux parties bien distinctes : la première, ou *côlon modifié*, la seule dont nous ayons à nous occuper ici, est le complément nécessaire du cæcum. Elle est renflée, bosselée, pourvue de bandes longitudinales rudimentaires à sa surface externe, offre une muqueuse hérissée de *villosités* visibles à l'œil nu, chargées d'introduire dans le torrent circulatoire les sucs nutritifs et d'absorber les liquides dont sont encore imprégnées les substances alimentaires.

Ainsi desséchées, les matières impropres à la nutrition ou qui ont échappé aux agents digestifs sont livrées à la *seconde portion du côlon*, plus étroite et régulièrement cylindrique, destinée à les rejeter au dehors.

La disposition du cæcum est absolument la même chez le lièvre; mais les dimensions de cet organe y sont peut-être plus considérables encore. Nous avons trouvé sa longueur de 62 centimètres! et sa capacité de 420 centimètres cubes, tandis que celle de l'estomac n'était que de 150 centimètres cubes. Meckel, exagérant la capacité du cæcum, disait qu'elle était dix fois supérieure à celle de l'estomac.

Un autre type fort remarquable de cæcum est celui que présentent les *rats proprements dits*, les *campagnols*, le rat d'eau par exemple ou campagnol amphibie.

Nous allons parler ici du cæcum du *surmulot* qui donne une idée parfaite de cette disposition curieuse.

Cæcum du Surmulot. « Mus decumanus. » (Pall.) (Pl. II).

Le cæcum de cet animal, que nous avons representé sur nos planches, offre avec l'estomac une assez grande analogie.

Il en a le volume et presque la forme. C'est une vaste poche ovoïde, un peu conique à son extrémité, légèrement incurvée et présentant, comme l'estomac, une grande et une petite courbure. Sur cette dernière et à une faible distance l'un de l'autre s'ouvrent l'intestin grêle et le gros intestin. On croirait voir deux estomacs disposés sur deux points du trajet du tube digestif. L'analogie est tellement grande qu'au premier coup d'œil on ne distingue le cæcum qu'à sa coloration brunâtre et à la minceur de ses parois.

La structure n'a plus cette complication que nous avons signalée en étudiant le cæcum du lapin. La muqueuse est unie, dépourvue de valvule et de villosités, bien que les aliments y arrivent très-liquefiés par les sucs intestinaux et que l'absorption y soit énergique.

Cæcum des Lagomys

Chez les rongeurs du genre *Lagomys* (*a*), le cæcum offre une disposition curieuse dont on doit la connaissance à Pallas. Il est fort long, très-dilaté, couvert de nombreuses boursouflures, et se termine par un *appendice vermiforme*, recouvert, comme celui du lapin, d'une grande quantité de follicules clos.

(*a*) H. Milne-Edwards. Leç. sur l'anat. et la phys., t. VI, p. 350. — Pallas. Novæ spec. quadrup. e Glirium ordine, pl. 4, fig. 7. — Cuv. Anat. comp., 2e édit., t. IV, p. 253.

Tous les cæcums des rongeurs se rattachent aux différents types que nous venons de mentionner.

2° PACHYDERMES

L'ordre des pachydermes ne comprend que des animaux destinés à se nourrir de substances végétales, et, comme sous le rapport du régime, de la trituration imparfaite, de la simplicité de la cavité stomacale, ils ont la plus grande analogie avec les *rongeurs herbivores*, ce sont aussi avec ces derniers animaux ceux qui possèdent le cæcum le plus vaste.

Il est même possible de saisir une relation notable entre le développement de l'organe et le régime des différentes espèces que renferme cet ordre. Ainsi chez le cochon (*a*), le pecari (*b*), il est moins développé que chez les pachydermes qui ont une nourriture plus essentiellement herbacée.

Les autres représentants de l'ordre, l'éléphant (*c*), le rhinoceros (*d*), le tapir (*e*), le cheval (*f*), le zèbre (*g*), ont un cæcum énorme, mais de forme variée, dont la capacité surpasse de beaucoup celle l'estomac.

A ce vaste réservoir en succède un second, le *côlon replié* (pl. III), beaucoup plus grand et plus important que le côlon modifié des rongeurs. Sa forme offre quelques variétés, mais qui cependant peuvent se ramener à un même type. Ce sont deux immenses poches séparées par un

(*a*) Home. Lect. on comparat. anatomy, t. II, pl. 117 (Hog).
(*b*) Cuv. Anat. comp., 2e édit., t. IV, p. 262.
(*c*) Perrault. Mém. p. servir à l'Hist. nat. des anim., 3e part., pl. 20, fig. 6.
(*d*) Cuv. Leç. d'anat. comp., 1re édit., t. V, pl. 39, fig. 12.
(*e*) Home. Loc. cit., t. II, pl. 116 (Tapir).
(*f*) Voy. ma pl.
(*g*) Home. Loc. cit., t. II, pl. 115 (Zebra).

étranglement et qui succèdent au cæcum, en sorte que les substances alimentaires, sorties de l'intestin grêle, séjournent successivement dans trois vastes réservoirs, le cæcum et les deux anses du côlon replié.

Le *cheval* et l'*âne* nous offrent un type parfait de cet appareil compliqué. Nous avons vérifié que la disposition est la même chez ces deux animaux, et après avoir apprécié plusieurs fois l'exactitude de la description qu'en a donnée Chauveau pour le cheval, nous ne pouvons mieux faire que de la reproduire en partie.

Cæcum du Cheval (pl. III).

Forme, volume, situation. — Le cæcum du cheval est un sac très-ample et allongé, qui occupe l'hypochondre droit, où il affecte une direction oblique de haut en bas et d'arrière en avant.

Sa longueur est de 1 mètre environ; sa capacité, de 35 litres en moyenne, peut atteindre 68 litres.

Surface externe. — Le sac allongé que représente le cæcum est de forme conique, terminé en pointe inférieurement, renflé et incurvé en crosse à son extrémité supérieure. Il offre à sa surface extérieure une grande quantité de sillons circulaires, interrompus par des bandes charnues longitudinales, qu'on trouve au nombre de quatre dans la partie moyenne de l'organe, et qui disparaissent à une distance plus ou moins rapprochée des extrémités. Le fond de ces sillons répond nécessairement à des saillies intérieures. On les fait disparaître en détruisant les bandes longitudinales, et le cæcum s'allonge alors considérablement. Ils sont donc dus à la présence de ces cordons rubanés, qui maintiennent ainsi l'organe plissé transversalement, et semblent avoir pour destination de le raccourcir en lui conservant la même étendue de surface.

On lui reconnaît trois parties : 1° *l'extrémité supérieure* ou *crosse*, qui répond à l'ouverture de l'iléon; 2° la *partie moyenne*, ou le *corps*, et 3°, *l'extrémité inférieure* ou la *pointe* qui, libre, peut flotter en tous sens dans la cavité abdominale.

Surface interne. — Vu intérieurement, le cæcum du cheval offre à étudier des replis de la muqueuse, ou saillies transverses qui répondent aux sillons extérieurs, ce sont des plis temporaires ou plis d'ampliation dus à des étranglements circulaires. Ces saillies comprennent dans leur épaisseur les trois membranes de l'organe ; elles sont susceptibles, dans l'état de plénitude, de s'effacer par la distension pour reparaître ensuite en nombre et en positions variables. Ces valvules sont donc loin d'avoir la structure de la *valvule spirale* du lapin ou des *valvules* conniventes de l'intestin grêle.

Deux orifices, placés l'un au-dessus de l'autre, s'ouvrent sur la surface intérieure du cæcum, au point qui répond à la concavité de la crosse. Le plus inférieur représente l'ouverture terminale de l'intestin grêle ; il est percé au centre de la valvule iléo-cæcale formée par un repli circulaire de la muqueuse. Le deuxième trou, placé à 4 ou 5 centimètres environ au-dessus du précédent et froncé à son pourtour, fait communiquer le cæcum avec le côlon ; il se montre on ne peut plus étroit si on le compare à la capacité du canal dont il forme l'origine.

Structure. — La muqueuse est plus épaisse que celle de l'intestin grêle et s'en distingue encore par l'absence de plaques de Peyer. On y retrouve des *glandes en tubes*, des *follicules clos* et des *villosités intestinales*, mais elles y sont moins nombreuses que dans l'intestin grêle.

Les vaisseaux sanguins ne sont autre chose que les artères et les veines cæcales. Les lymphatiques gagnent la citerne sous-lombaire; les nerfs viennent du plexus de la grande mésentérique.

Du côlon replié. — Le côlon replié est le complément du cæcum. Il constitue, avec ce dernier, un véritable appareil destiné à priver la masse alimentaire des liquides qui l'imbibent et à introduire dans le torrent de la circulation les principes nutritifs qui y sont en dissolution.

Le côlon se divise en deux parties bien distinctes par leur volume, leur disposition dans la cavité abdominale, et leurs fonctions. La première, la seule dont nous avons à nous occuper, est le *côlon replié*, vaste succursale du cæcum, dans laquelle les aliments forment encore une bouillie liquide, l'absorption y est très-active; la deuxième, ou *petit côlon*, est étroite, cylindrique, la masse alimentaire y arrive dépouillée de ses principes assimilables, elle a de la consistance, et, pressée par les contractions péristaltiques de la tunique musculeuse, elle se divise en petites masses arrondies et ovoïdes qui cheminent vers le rectum; nous n'avons pas à en parler ici.

Le *côlon replié* prend son origine au cæcum et se termine par un rétrécissement brusque auquel fait suite le petit côlon.

Sa longueur est de 3 ou 4 mètres, sa capacité moyenne de 85 litres environ.

Sorti de la cavité abdominale et développé sur une table, il représente *deux vastes poches conoïdes* reliées par leur petite extrémité. Ce canal est parcouru à sa surface par des bandes longitudinales, bosselé, plissé transversalement dans une grande partie de son étendue, absolument comme le cæcum, et replié en deux, de manière à former une anse dont les deux branches, exactement de même longueur, sont maintenues accolées par le péritoine, qui se porte de l'une à l'autre, disposition telle que l'extrémité terminale du gros côlon revient vers le point de départ du viscère.

Mais cet appareil, ainsi développé dans toute sa longueur, n'eut pu être renfermé dans l'abdomen, aussi se replie-t-il à son tour de dessus en dessous et de droite à gauche.

Comme le cæcum, il présente des sillons transversaux, des bandes musculeuses longitudinales. La structure de sa muqueuse est également la même.

Cæcum du Daman

Nous devons citer ici, comme curiosité anatomique, l'appareil cæcal du *Daman* (a).

Cet appareil se compose de *trois cæcums*, l'un à l'union de l'intestin grêle et du gros intestin, les deux autres sur le trajet de cette dernière partie du tube digestif. Le *premier cæcum*, analogue a celui des mammifères, est volumineux et court, partagé en cellules par deux rubans ligamenteux. Sa muqueuse est mince, lisse et plissée irrégulièrement. L'orifice iléo-cæcale est étroit et entouré d'un bourrelet. Près de lui se trouve l'orifice du cæcum dans le côlon qui, du côté du premier, est bordé d'un large pli, afin d'empêcher les matières de passer directement de l'iléon dans le côlon.

(a) Cuv. Leç. d'anat. comp., 1re édit., t. V, pl. 39, fig. 13.
— Anat. comp., 2e édit., t. IV, p. 263.
Carus et Otto. Loc. cit., pl. 9, fig. 25.
Wagner. Loc. cit., pl. 7, fig. 21.

Après le cæcum, vient le côlon qui, dans sa première partie, forme une vaste poche, sorte de succursale du cæcum. Bientôt le côlon devient étroit, à parois épaisses; puis une nouvelle dilatation, moins considérable, se produit.

En ce dernier point s'abouchent *deux cæcums* de forme cônique, longs de 7 millimètres, disposés symétriquement, l'un à droite l'autre à gauche, et tout à fait analogues aux cæcums des oiseaux.

3° RUMINANTS.

Les ruminants : le bœuf (1), le mouton (2), la chèvre (3), les antilopes (4), les cerfs (5), le chameau (6), ont un cæcum très-grand, mais relativement beaucoup plus petit que celui des Solipèdes et de la plupart des Pachydermes, suivi d'un côlon, qui est loin de présenter la disposition singulière du côlon compliqué de ces derniers animaux,

Cette différence remarquable que nous observons dans le cæcum de ces deux ordres de mammifères, dont la nourriture exclusivement herbacée est absolument la même, trouve son explication dans la disposition et les fonctions des voies supérieures de l'appareil digestif.

Les Pachydermes (cheval, âne), en effet, ne broient qu'incomplètement leurs aliments, qui ne sont pas repris comme chez les ruminants (bœuf), pour une mastication nouvelle.

(1) Chauveau. Anat. comp. des anim. dom., p. 382, fig. 121.
(2) Home. Lect. on comp. anat., t. II, pl. 121 (Sheep).
(3) Home. T. II, pl. 123 (Goat).
(4) Home. T. II, pl. 124 et 12g (Ring-Horned, Antilope et 125, Antilope).
(5) Home. T. II, pl. 126 à 132 (Deer).
(6) Home. T. II, pl. 120 (Camel).

A cette cause déjà notable d'infériorité, sous le rapport de l'état de division dans lequel les substances sont livrées à l'action des sucs digestifs, s'en joint une autre, non moins importante, nous voulons parler de l'estomac simple des Pachydermes, tout à fait comparable à celui des carnassiers.

L'intestin grêle, malgré sa longeur et sa capacité, ne pouvait, dans ces conditions, suffire aux transformations des substances herbacées, si difficilement attaquables, et à l'absorption des liquides nutritifs; un vaste réservoir devenait dès lors plus que jamais nécessaire pour l'accomplissement des phénomènes ultimes de la digestion.

Chez les ruminants, au contraire, grâce aux dispositions que nous avons signalées, l'assimilation se fait d'une manière plus complète dans les premières voies de l'appareil digestif, un vaste réservoir à la fin de l'intestin grêle devenait donc moins utile. Il y a une grande uniformité dans le cæcum des ruminants, et celui du *bœuf* peut être pris pour type.

Cæcum du Bœuf.

Le cæcum du bœuf est grand, cylindrique, dépourvu de bosselures et de bandes longitudinales. L'extrémité en cul-de-sac, arrondie et globuleuse, flotte librement dans la cavité abdominale et se dirige en arrière. L'extrémité antérieure éprouve un léger étranglement, mais se continue cependant librement avec le côlon, sans former de crosse, après avoir reçu l'insertion de l'intestin grêle.

La muqueuse est lisse et sans plis, si ce n'est au niveau de l'étranglement où se voient des rides longitudinales. Une *Plaque de Peyer* existe au voisinage de l'iléon ; chez le *mouton* et la *chèvre* ces plaques sont en nombre multiple.

La division du *côlon* en côlon replié et côlon flottant ou petit côlon, que nous avons vue très-prononcée chez les Pachydermes n'est plus aussi sensible dans l'ordre des Ruminants. Cette disposition est profondément modifiée. Le cæcum s'ouvre directement dans le côlon, sans limite de démarcation. Celui-ci conserve sa dimension primitive sur une étendue relativement très-faible, comparativement au long côlon replié, et bientôt succède à cette portion renflée un tube allongé et rétréci.

C. — Ordres mixtes.

1° MARSUPIAUX.

Les Marsupiaux forment l'un des ordres les mieux caractérisés par l'ensemble de leur organisation.

Ils mettent au monde leurs petits à l'état de fœtus inertes, incapables de mouvement, montrant à peine des germes de membres. L'existence d'une poche au devant de l'abdomen permet aux jeunes d'achever leur développement attachés aux mamelles de leur mère.

Deux os particuliers reliés au pubis ; une conformation singulière de la matrice s'ouvrant dans le vagin par deux tubes latéraux; une inversion des organes génitaux chez les mâles, dont le scrotum pend en avant de la verge, qui se dirige en arrière, forment pour ces animaux un ensemble de caractères de premier ordre qui les relient entre eux de la manière la plus étroite.

Mais les marsupiaux se nourrissent de substances essentiellement différentes, suivant ces familles, ce qui entraîne des modifications correspondantes dans tout l'ensemble de leur appareil digestif. Les uns sont en effet de véritables *carnassiers*, tandis que les autres ont avec les *rongeurs* la plus grande analogie.

A. *Marsupiaux carnassiers.* — Les *Thylacines* (*a*), les *Phascogales* (*b*), les *Dasyures* (*c*) sont, parmi les Marsupiaux, les représentants des animaux carnassiers. Ils sont très-carnivores, chassent à tous les petits mammifères, et l'ensemble de leur appareil digestif est admirablement en rapport avec cette alimentation facilement assimilable et riche en principes azotés. Leur dentition les rapproche des insectivores, leur estomac est simple, leur intestin médiocre, et ils ne possèdent *pas de cæcum*.

Les *Sarigues* (1), ont la plus grande analogie avec les groupes que nous venons de désigner ; leur dentition est la même, leur estomac est également simple ; mais bien qu'elles soient plus spécialement carnivores, et que leur nourriture consiste plus habituellement en insectes et en oiseaux, elles ne dédaignent pas les fruits, aussi trouvons-nous déjà un cæcum médiocre et sans boursouflures.

(1) *Sarigue à oreilles bicolores.* — Le cæcum est cylindrique et proportionnellement un peu plus long que chez le chat.

Sarigue crabier. — Le cæcum est plus court ainsi que le reste du gros intestin.

Cayopollin. — Le cæcum est long, un peu boursouflé contourné en spirale, et le côlon plus dilaté dans le commencement que dans la suite de son étendue.

Péramèle à museau pointu. — Le cæcum est un peu allongé, cylindrique, étroit et le reste du gros intestin très-court (Cuv. Anat. comp., 2e édit., t. IV, p. 238).

(*a*) Siebold et Stannius. Man. d'anat. comp., t. II, p. 465.

(*b*) Siebold et Stannius. Loc. cit.

(*c*) Cuv. Anat. comp., 2e édit., t. IV, p. 237.

B. *Marsupiaux frugivores et herbivores.* — Les marsupiaux que nous avons ici à examiner puisent leur alimentation dans le règne végétal, et présentent, du côté du *cæcum* de même que dans l'ensemble de leur tube digestif, des modifications profondes. Chez les *Phalangers* (1), les intestins deviennent plus longs que chez les Sarigues, et leur cæcum assez grêle se développe au point d'atteindre *deux fois la longueur du corps.*

Tout à côté des Phalangers se présentent les *Potoros* dont le régime est le même, c'est-à-dire frugivore, cependants le *cæcum* reste *médiocre*, il est gros, court et arrondi. Ici la compensation est du côté de la cavité stomacale; leur *estomac*, en effet, au lieu d'être simple, est composé, grand, divisé en deux poches et muni de plusieurs boursouflures.

Les *Kanguroos* (a) essentiellement herbivores, ont un cæcum long, gros et boursouflé; cette disposition se prolonge sur la première partie du côlon, qui offre avec le cæcum la plus grande analogie. Plus loin, le gros intestin se rétrécit, ne présente plus de boursouflures et ressemble à l'intestin grêle par son diamètre et son aspect. Leur estomac se compose deux poches divisées en boursouflures, à la manière d'un côlon.

Chez les *Koala*, le cæcum acquiert une dimension extraordinaire, *sa longueur dépasse trois fois la longueur du corps.*

(1) *Phalanger brun.* — Le cæcum de cette espèce est très-long et le fond s'amincit en une espèce d'appendice vermiforme. Deux larges bandes le plissent et forment des boursouflures (Cuv. Anat. comp., 1re édit., pl. 39. fig. 5).

Phalanger volant à longue queue. — Le cæcum atteint en largeur comme en longueur des dimensions extraordinaires.

(a) Cuv. Anat. comp., 1re édit., pl. 39, kanguroos-rat, fig. 7, kanguroos géant,

Chez le *Phascolome* ou *Wombat* (*a*), le cæcum est gros et court. Il est muni, comme celui de l'orang-outang et de l'homme, d'un *appendice vermiforme*, long de trois centimètres, large de quatre millimètres, qui s'ouvre par un très-petit orifice, à côté de l'orifice de l'intestin grêle, lequel est muni d'un repli valvulaire.

2° CÉTACÉS.

Les cétacés, de même que les marsupiaux, se divisent naturellement en deux groupes au point de vue des substances qui font la base de leur alimentation; les uns, les cétacés ordinaires, sont carnassiers, ils se nourrissent de poissons, de vers, de mollusques, de zoophytes, les autres sont essentiellement herbivores. Cette différence de régime entraîne des modifications du cæcum, mais cet organe, chez les espèces herbivores, n'atteint cependant pas de bien grandes dimensions.

A. *Cétacés ordinaires*. — Le cæcum manque complétement dans les groupes les plus carnassiers : les *Dauphins*, les *Marsouins* ; il fait également défaut chez l'*Hyperoodon*, les *Narvals*, et chez les *Baleines* il est extrêment court.

B. *Cétacés herbivores*. — Les trois genres de cétacés herbivores ont un cæcum différent de volume et de forme.

Le cæcum du *Steller* est très-grand à parois celluleuses.

Celui du *Lamantin* est volumineux, mais court, divisé

(*a*) Cuv. Anat. comp., 1re édit., pl. 39, fig. 9; 2e édit., t. IV, p. 240. — Owen. Marsupialia, p. 302.

en deux branches et suivi d'un côlon gros, boursouflé qui diminue bientôt de calibre.

Le *Dugong* a un cæcum médiocre.

DÉVELOPPEMENT DU CÆCUM.

Le cæcum chez l'homme, dit M. Sappey, présente pendant la vie embryonnaire une remarquable étendue, de telle sorte qu'il se rapproche alors de celui des rongeurs

Mais ensuite son calibre se rétracte dans sa moitié ou ses deux tiers inférieurs, à tel point qu'il ne dépasse pas le diamètre d'une plume à écrire, et affecte alors les caractères d'un organe rudimentaire. Cet organe constitue l'appendice cæcal.

Vers la cinquième ou la sixième semaine, époque à laquelle se montre le cæcum, l'intestin rudimentaire forme une anse étroite et allongée dont le sommet donne attache au pédicule de la vésicule ombilicale. Cette anse nommée *iléo-cæcale* porte déjà, sur l'un de ses côtés, au-dessous et non loin du pédicule une petite dilatation dont les dimensions augmentent rapidement. Cette dilatation constitue le cæcum.

Dans la première moitié de la vie intra-utérine, il offre une forme aussi régulièrement cylindrique que l'intestin grêle. Ce n'est qu'au sixième ou septième mois de la grossesse que se montrent les trois séries d'ampoules bosselées et de gouttières produites par les trois bandelettes. A la naissance ces gouttières sont déjà très-accusées.

L'appendice cæcal ne devient visible que vers la dixième

(1) Coste Hist. du développement des corps organisés : Vertèbres, pl. 4*a*, fig. 2 et 3, pl. 5*a*, fig. B.

semaine, mais il est alors presque aussi gros que l'intestin grêle, et sa longueur est relativement plus grande que chez l'adulte. Bientôt il diminue, se contourne sur lui-même, puis il se raccourcit (1).

Les dimensions, chez l'adulte, peuvent du reste varier considérablement (2).

Quelques anatomistes ont cru que l'appendice vermiculaire du cæcum était un vestige du canal par lequel la vésicule ombilicale communique avec l'intestin chez l'embryon ; mais, ainsi que nous venons de le dire, cette opinion n'est pas exacte, le cæcum et l'appendice cæcal qui en est le prolongement, prennent naissance au-dessous de la vésicule ombilicale.

Le développement du cæcum et de l'appendice cæcal a donc, chez l'homme, non point une marche ascendante, mais une marche rétrograde, c'est-à-dire que ces organes, notablement développés au début de la vie, diminuent progressivement de volume pour devenir rudimentaires.

Chez les animaux carnassiers, le chien, le chat, cette atrophie progressive est encore plus sensible ; elle montre bien une tendance de la nature à réduire à l'état de vestige un organe qui, dans l'espèce, ne remplit aucun rôle physiologique.

Mais, chez les animaux herbivores, le lapin, le cheval, où le cæcum doit servir de réservoir aux substances alimentaires, il en est tout autrement. Loin de s'atrophier, le cæcum de ces animaux prend, pendant toute la période intra-utérine, un développement graduel.

Il y a donc une marche inverse dans le développement

(1) Goldschmid Nanninga. Dissert. inaug. de fabrica et funct. processus vermiormis intestini cæci. Groningue, 1840, fig. 1 à 8.

(2) Mesling. Dissert. inaug., Sistens processus vermiformis anatomiam pathologicam. Heidelberg, 1836, pl. 1 et 2.

du cæcum des animaux carnassiers et des animaux herbivores.

APPENDICE CÆCAL.

On donne le nom d'*appendice cæcal* ou vermiculaire, chez l'homme, à ce petit cordon creux, cylindrique et étroit, qui prend naissance au sommet du cæcum. La longueur de 6 à 8 centimètres et sa grosseur n'excédant pas le volume d'une plume d'oie, le font aisément distinguer de cette cavité ampullaire qui constitue le cæcum.

Les *Orangs*, les *Gibbons*, le *Wombat*, sont à peu près les seuls animaux que l'on considère comme munis d'un *cæcum* et d'un appendice.

Chez l'homme parfois, à titre d'exception, le cæcum diminue progressivement de volume, et l'appendice, présentant une disposition infundibuliforme, se continue avec le cæcum. Dans ce cas aucune ligne de démarcation extérieure ne sépare le cæcum de l'appendice.

La différence a toujours servi de base à cette division du cæcum en deux régions distinctes, et l'on a transporté dans l'étude des animaux, ces dénominations qui ne reposent que sur des différences de calibre.

Lorsque le prolongement du gros intestin est dilaté en manière de poche et se confond avec la portion suivante du tube digestif, on l'appelle *cæcum*, mais quand il est grêle et bien distinct de celle-ci, on le désigne fréquemment sous le nom d'*appendice cæcal*. Parfois ces deux modes de conformation coexistent, comme cela se voit chez l'homme et les singes anthropomorphes et il y a à la fois cæcum et appendice.

Ces dénominations basées sur des différences de volume,

souvent peu sensibles, pourraient paraître arbitraire ; mais en étudiant la conformation intérieure et la structure de cet organe, on observe une disposition très-remarquable de sa muqueuse.

Pour bien se rendre compte des différences de structure du cæcum et de l'appendice, il faut étudier ce dernier chez les animaux qui le possèdent avec un parfait développement; celui du *Lapin* par exemple est le plus propre à en bien faire connaître la disposition typique.

Si l'on incise chez cet animal le cæcum et son appendice, pour en étudier la conformation intérieure, on observe entre ces deux segments des différences très-grandes.

La muqueuse du cæcum d'une coloration rouge sur le vivant, rose après la mort, rappelle, comme nous l'avons vu, par sa faible épaisseur, ses glandes, ses villosités, ses valvules conniventes la muqueuse de l'intestin grêle.

Au niveau de l'*appendice*, cette disposition cesse brusquement et ce long tube rétréci, régulièrement cylindrique, dépourvu de valvules, se distingue par la coloration blanc-grisâtre de sa muqueuse entièrement garnie de petites saillies arrondies, dues à la présence de follicules pressés les uns contre les autres, comme ils le sont dans les plaques gaufrées.

Sur toute son étendue, c'est-à-dire sur une longueur de 12 centimètres, il est revêtu d'une vaste plaque de Peyer.

L'appendice est donc entièrement garni d'*organes lymphoïdes*. Lorsqu'on l'incise, il s'en écoule parfois un liquide épais, transparent, analogue à une solution de gomme, et que ne fournissent point les autres parties du cæcum.

La disposition que nous venons de signaler existe, mais à un faible degré, dans l'appendice vermiculaire de l'homme.

Suivant Kolliker, les follicules clos isolés et disséminés que l'on voit dans le gros intestin, deviennent plus nombreux dans l'appendice, se pressent les uns contre les autres et se réunissent en plaques multiples.

Il n'en est point de l'*appendice cæcal*, comme du cæcum lui-même, au point de vue de sa répartition dans les animaux et de son degré de développement. La loi de sa distribution échappe entièrement à l'analyse ; mais on peut avec quelque raison le rapprocher de ce segment lymphoïde que l'on observe dans la dilatation de l'iléon chez le lapin, au voisinage de la valvule cæcale, et de la portion terminale de l'intestin grêle de quelques pachydermes.

Chez les carnassiers, l'*appendice* fait toujours défaut, dans le sens où on le conçoit généralement, c'est-à-dire allongé, rétréci et à première vue bien différent de l'ampoule cæcale. Mais chez quelques-uns de ces animaux, en étudiant sa surface interne, on voit que le cæcum se divise en deux parties distinctes.

Chez le *chat*, par exemple, le cæcum a la forme d'un sablier ; la dilatation supérieure est tapissée d'une muqueuse semblable à celle du gros intestin ; l'inférieure, tout à fait semblable pour la structure à l'appendice vermiforme du lapin, est une bourse entièrement revêtue d'organes lymphoïdes.

VALVULE ILÉO-CÆCALE ET VALVULE ILÉO-COLIQUE.

Tous les vertèbrés, nous l'avons déjà dit, ne possèdent pas un cæcum. Chez les *reptiles*, les *batraciens*, les *poissons*, un grand nombre d'*oiseaux* et quelques *mammifères* l'intestin grêle se continue directement avec le gros intestin. Dans ce cas, il y a généralement une limite de séparation indiquée par un renforcement des fibres circulaires, et à l'intérieur par un repli de la muqueuse en forme de bourrelet, faisant office de valvule.

La dénomination de *vavule iléo-cæcale* ne saurait ici convenir à ce repli annulaire, dont le rôle est le même que celui de la valvule de Bauhin, puisqu'il y a absence complète de cæcum et que l'intestin grêle déverse alors son contenu dans le côlon; force est donc de lui donner le nom de *vavule iléo-colique.*

Dans les mammifères *carnassiers*, dont le cæcum est tout à fait rudimentaire, la disposition est la même. Cet organe forme un diverticule situé en dehors du cours normal des substances alimentaires, et qui s'ouvre dans le gros intestin, en aval de la valvule, par un orifice légèrement rétréci. L'intestin grêle se continue à plein canal avec le gros intestin, et c'est sur la limite de ces deux segments du tube digestif que se voit la valvule destinée à empêcher le reflux des matières; elle ne peut donc pas davantage porter le nom d'*iléo-cæcale*, mais doit prendre encore celui de valvule *iléo-colique.*

Chez ces animaux le cæcum n'est toutefois qu'un diverticule sans fonctions physiologiques, situé en dehors du cours normal du contenu intestinal, qui généralement ne s'y engage pas. Il est là pour esquisser le plan général de l'organisation.

Mais à mesure que l'alimentation se modifie, que d'animale elle devient végétale, le cæcum se développe, et, si rien dans les parties supérieures des voies digestives (acte de la rumination, estomac compliqué), ne vient en aide à cette infériorité de régime, il s'isole davantage, prend des dimensions plus grandes, sa structure se complique, en un mot il devient un organe très-remarquable.

Ce perfectionnement, qui se voit chez les *solipèdes* et les *rongeurs herbivores*, (cheval, lapin), entraine une disposition particulière de la valvule.

Le cæcum de ces animaux forme une vaste poche comparable à l'estomac, dans laquelle s'ouvrent par d'étroits orifices l'intestin grêle et le côlon. Cette modification produit une transposition apparente de la valvule, qui n'établit plus la ligne de démarcation du côlon et de l'iléon, mais empêche les matières de refluer du cæcum dans l'intestin grêle, et mérite dès lors le nom de *valvule iléo-cæcale*.

Elle se présente chez le *cheval* sous l'aspect d'un large anneau circulaire, formé par un repli de la muqueuse adossée à elle-même ; chez le *lapin*, sous celui d'un diaphragme percé au centre d'un orifice de forme pupillaire.

Chez l'homme la situation de la valvule est intermédiaire aux deux dispositions extrêmes que nous venons de signaler ; elle n'est à proprement parler ni *iléo-cæcale*, ni *iléo-colique*.

S'il n'y avait inconvénient à rompre avec l'usage généralement reçu, en se plaçant au point de vue des analogies, le cæcum de l'homme, dont la forme, la capacité et ce qui plus est la structure sont celles du cæcum des animaux carnassiers et non des herbivores, devrait être regardé comme se terminant non pas au-dessus de l'ouverture de l'intestin grêle, mais bien *au-dessous de la valvule de Bauhin*. L'intestin grêle s'ouvrirait dès lors dans le côlon et la valvule serait *iléo-colique*.

La dénomination d'*opercule de l'iléon*, que lui avait donnée Varole (1573), était donc heureuse, et Bauhin (1605), avait été mieux inspiré encore en écrivant : « c'est pourquoi une valvule se trouve située au *commencement du côlon là où il s'unit à l'iléon.* » Mais il n'est pas douteux que les vues de ces anatomistes ne fussent absolument fortuites.

En résumé, la position de la valvule est fixe eu égard à l'iléon, elle siége là où se termine l'intestin grêle ; mais elle est variable dans ses rapports avec le cæcum et le côlon, tantôt elle est iléo-colique, tantôt iléo-cæcale, suivant que l'iléon s'ouvre dans tel ou tel segment du tube digestif, et le rôle physiologique que le cæcum est appelé à remplir.

Le rôle de la valvule iléo-cæcalé est d'empêcher le reflux des matières solides, liquides et gazeuses du côlon ou du cæcum dans l'intestin grêle; mais son mode de fonctionnement n'est pas toujours le même.

Des injections d'eau et des insufflations d'air, faites sur le cadavre, dans le gros intestin, ont montré que chez l'homme la valvule de Bauhin, forme une barrière infranchissable aux gaz et aux liquides, et que son occlusion se fait d'une manière *mécanique*. Elle résulte de la juxtaposition des deux valves qui la composent.

La valvule iléo-cæcale de l'homme paraît être le seul exemple d'une disposition semblable, à moins qu'elle ne soit absolument identique chez l'orang et le gibbon. Chez les autres animaux, qu'ils soient carnassiers ou herbivores, une intervention *physiologique* est nécessaire pour une occlusion parfaite, chez le chien, le chat et le cheval, une injection d'eau poussée par le gros intestin peut refluer dans l'intestin grèle; pour obvier à cet inconvénient, la valvule, comme nous l'avons dit, est munie d'un anneau musculaire analogue au sphincter cardiaque.

II. OISEAUX.

En parcourant les différents ordres de la classe des mammifères, nous avons vu que le cæcum est sujet, non-seulement à prendre un développement considérable, mais encore à revêtir les formes les plus variées.

Les cæcums des oiseaux ne présentent pas de modifications aussi profondes dans leur structure. Ils offrent plus d'uniformité dans leur conformation générale; mais sous le rapport de la longueur, de la capacité, et par cela même de l'importance qu'ils prennent chez certaines espèces, ils ne le cèdent en rien aux mammifères.

Ces organes sont presque toujours au nombre de *deux*, rarement ils *manquent* complètement, (les perroquets, les toucans, les phalaropes etc.) mais souvent ils sont *atrophiés*, ce qui revient au même; parfois aussi il n'y en a qu'un seul (les hérons).

Quelquefois (agamis, courlis, bécasse, ralle d'eau), selon certains auteurs, il y aurait un troisième cæcum. Nous avons dit que ce cul-de-sac rudimentaire, situé en amont des cæcums ordinaires, est un vestige de la vésicule ombilicale, nous n'y reviendrons donc pas ici.

Les cæcums atrophiés, réduits à l'état de tubercules comme cela se voit chez les oiseaux de proie diurnes et la plupart des passereaux, n'offrent aucun intérêt et ne remplissent pas de rôle de physiologique. Ils sont là pour indiquer le plan général de l'organisation.

Pour les étudier dans leur état de complet développement, il faut les envisager chez les gallinacés et chez les échassiers et les palmipèdes qui puisent leur nourriture dans le règne végétal.

On a émis les hypothèses les moins fondées sur la signification des cæcums des oiseaux. C'est ainsi qu'ils ont été comparés à la *vessie urinaire*, à la *vessie à encre* des sèches, aux *glandes en tubes* des insectes. Meckel a pris la peine de réfuter ces assertions absolument dénuées de fondement.

Depuis, Cuvier et tous les anatomistes qui l'ont suivi, ont regardé les cæcums des oiseaux comme des réservoirs semblables au cæcum des mammifères, dans lesquels s'amassent et séjournent les substances alimentaires.

Leur conformation offrant une disposition que l'on retrouve chez certains mammifères, tels que le fourmilier, le daman, etc., leur situation au point de jonction de l'intestin grêle et du gros intestin, leur structure analogue à celle du tube intestinal, enfin les fonctions de réservoirs qu'ils remplissent ne laissent aucun doute sur leur signification réelle.

Les différences que nous allons rencontrer dans le développement de ces organes sont analogues à celles que nous avons signalées dans la série des mammifères et également intimement liées à l'alimentation et à la structure des autres segments du tube digestif, deux facteurs qu'il est nécessaire de prendre en considération.

La nourriture des oiseaux est généralement plus variée pour une même espèce que celle des mammifères, ils sont moins essentiellement carnivores ou herbivores, aussi les modifications du cæcum sont-elles difficilement saisissables dans les genres dont l'alimentation est mixte.

Les *rapaces nocturnes*, qui ont des cæcums développés et les *pigeons*, qui en manquent, sembleraient même faire exception à la règle ; nous aurons bientôt à parler de ces deux groupes.

Mais lorsqu'on étudie les espèces à régime fixe, cette relation entre l'alimentation et le développement des cæcums apparaît dans tout son jour.

Nous allons maintenant dire quelque mots du cæcum dans les différents ordres de la classe des oiseaux. Comme nous l'avons fait pour les mammifères, nous les diviserons en ordres à cæcums rudimentaires, ordres à vastes cæcums et ordres mixtes, et nous nous arrêterons principalement sur les groupes où cet organe prend un développement notable.

A. — Ordres à cæcums rudimentaires.

1° RAPACES.

a. Rapaces diurnes. — Ces rapaces, qui sont essentiellement carnivores, ont un vaste estomac et un intestin médiocre.

Ils n'ont pas de cæcum (1) ou n'en possèdent que de réduits à l'état de simples tubercules (2) et incapables de servir de réservoir à des substances alimentaires.

En même temps, il se produit une disposition qui montre bien le rôle peu important que jouent chez ces oiseaux les dernières parties du tube digestif; le gros intestin acquiert une brièveté remarquable, et les cæcums se trouvent ainsi très-rapprochés de l'anus.

(b) Rapaces nocturnes. — Les rapaces nocturnes forment une exception curieuse à la règle générale. Ils possèdent des cæcums assez développés et renflés en massue; mais

(1) Les cæcums manquent chez le sarcoramphe royal, le catharte aura.

(2) Ils sont rudimentaires chez le vautour fauve, le catharte alimoche, l'aigle Royal, la buse commune, le vautour, l'épervier, etc.

il est important d'ajouter, comme l'a déjà fait remarquer Cuvier (*a*), que cette disposition est en relation avec la brièveté de leur intestin beaucoup plus grande que chez les rapaces diurnes, et qu'il y a ainsi une sorte de compensation, de balancement des organes.

2° PASSEREAUX.

Ces oiseaux, de même que les rapaces diurnes, n'ont pas de cæcums (1), ou bien n'en possèdent que de rudimentaires (2). Dans quelques cas, même, il n'y en a qu'un seul (3), réduit à l'état de tubercule,

3° GRIMPEURS.

Les cæcums manquent encore chez les *grimpeurs*. Les *pics*, les *torcols*, les *toucans*, les *perroquets* en sont dépourvus. Il n'y a d'exception que pour les *coucous*, qui en possèdent de bien développés,

4° PASSERIGALLES

Les Pigeons, tour à tour rangés dans l'ordre des passereaux et dans celui des gallinacés, en ont été distraits par

(1) Les cæcums manquent chez les pies-grièches, quelques bruants et fauvettes, les alouettes, les martinets, les colibris, les oiseaux de paradis, les martins-pêcheurs.

(2) Ils sont rudimentaires chez les corbeaux, les merles, la pie, le loriot, les hirondelles.

(3) Il n'y en a qu'un seul chez les jaseurs et les tangaras.

(*a*) Cuv. Anat. comp., 2e édit., t. IV, p. 279.

es Ornithologistes modernes. Ils constituent en effet, un ordre bien établi, par les caractères de leur bec droit et voûté, de leurs narines percées dans une membrane molle et renflée, de leurs pattes dont les doigts sont articulés sur le même plan, et de leur sternum à deux profondes échancrures,

Tant qu'ils restèrent rangés dans l'ordre des gallinacés, dont les cæcums acquièrent un développement extrême, les Pigeons, qui en manquent entièrement ou n'en possèdent que de rudimentaires, firent une curieuse exception à la règle.

L'absence de cet organe est un lien de plus pour les réunir aux Passereaux, dont ils ont l'appareil digestif. Mais cette affinité naturelle ne suffit pas à expliquer comment, leur régime étant celui des gallinacés, les cæcums atteignent chez les uns leur maximum de développement, tandis que chez les autres, ils n'existent pas.

En traitant de la physiologie, nous montrerons que cette dérogation à la règle générale semble due à des fonctions plus énergiques de leur appareil digestif, dans lequel les transformations chimiques et l'assimilation, comme il résulte des expériences de MM. Bouchardat et Sandras, se feraient avec une rapidité très-grande.

B. — Ordres à vastes cæcums.

GALLINACÉS (pl. IV).

Nous arrivons enfin aux gallinacés proprement dits, qui représentent assez bien les herbivores de la classe des mammifères.

Les cæcums atteignent un développement prodigieux chez les oiseaux de cet ordre.

Pour en prendre une idée exacte, on peut les étudier sur le poulet, le dindon, les perdrix, les tétras.

Forme, volume, situation. — Ces organes se présentent sous l'aspect de deux longs tubes, ordinairement renflés en forme de massue à leur extrémité aveugle, et s'ouvrant dans le canal intestinal par une partie légèrement rétrécie.

Ils prennent naissance à l'union de l'intestin grêle avec le gros intestin, l'un à droite, l'autre à gauche, et remontent le long de l'intestin grêle, contre lequel ils sont retenus par un mésentère. Souvent leur longueur est telle qu'ils sont obligés de se replier sur eux-mêmes et de former dans l'abdomen plusieurs anses comparables aux circonvolutions de l'intestin grêle. Habituellement on les reconnaît de suite à leur coloration toujours un peu plus foncée que celles des autres parties du canal digestif.

Ces réservoirs peuvent atteindre des dimensions consirables : chacun d'eux, par exemple, a 14 centim. chez le faisan, 18 centim. chez le coq et la perdrix rouge, 30 cent. chez le dindon.

Chez le *Tetras des saules*, dont la taille ne dépasse pas celle d'une perdrix, chaque cæcum atteint 40 centim. de longueur, les deux réunis ont alors 80 cent., même longueur que l'intestin grêle ! La nourriture de cet oiseau est non moins curieuse que son organisation : elle consiste presque exclusivement en *branches de bouleaux* qu'il triture à l'aide d'un puissant gésier,

Chez un autre Tétras, le *Coq de Bruyère*, dont le régime est analogue, les cæcums sont tellement longs, que chacun d'eux, dit Cuvier, l'est davantage que l'intestin grêle.

Une *valvule* établit la limite de l'intestin grêle avec le gros intestin, et c'est immédiatement en aval de celle-ci que s'ouvrent les cæcums. Cette valvule, comparable ici à l'anneau pylorique, est formée par un renforcement des fibres annulaires et par un repli de la muqueuse; elle ne se voit pas distinctement chez tous les sujets, même parmi les individus d'une même espèce; c'est ainsi que nous avons trouvé sous ce rapport des différences très-grandes chez le canard ordinaire.

Conformation intérieure et structure. — Pour étudier la conformation intérieure des cæcums, il faut les inciser dans toute leur étendue sur leur face antérieure, depuis leur ouverture dans l'intestin jusqu'à leur extrémité close.

On voit alors que la disposition intérieure de ces réservoirs répond à leur forme extérieure. On y distingue deux parties.

La première partie, celle qui s'ouvre dans l'intestin, n'a point la longueur de la seconde. Elle est petite de calibre, à parois épaisses. Sa muqueuse ne présente pas de plis, elle est rose et rendue tomenteuse par la présence de *villosités* visibles à l'œil nu. On y voit des glandes en tubes et souvent une ou deux belles *Plaques de Peyer*, constantes chez le Poulet.

La deuxième partie, à parois plus minces, renflée en massue, parfois bosselée, beaucoup plus longue et plus large que la première, forme un vaste réservoir. Sa muqueuse d'un rose plus pâle, offre des *plis longitudinaux* dont les uns s'effacent par la traction, tandis que les autres persistent, chez certaines espèces, dans l'état de dilatation de l'organe, Ces replis parallèles s'anastomosent parfois de loin en loin et ont pour but d'augmenter la surface de la muqueuse dont ils peuvent doubler l'étendue. Ils sont chez certaines espèces couverts de *villosités* coniques ou fongiformes. Enfin on voit encore dans cette partie des *glandes en tubes*, des *follicules clos* ordinairement disposés sur plusieurs lignes longitudinales et accidentellement des *Plaques de Peyer*. Le plus souvent l'extrémité aveugle du cæcum est occupée par un follicule clos, cette disposition assez remarquable, rappelle les organes lymphoïdes de l'appendice vermiculaire.

C. — Ordres mixtes.

En étudiant l'ordre des Marsupiaux, nous avons vu qu'il renferme des mammifères bien différents de régime, et qu'il existe un remarquable parallélisme entre le développement de leur cæcum et la nature des substances qui font la base de leur alimentation.

1° ECHASSIERS.

Les échassiers se prêtent à des considérations entièrement analogues.

Ceux qui se nourrissent de graines, de substances végétales et se rapprochent le plus des gallinacés par l'ensemble de leur organisation, comme l'*Autruche* (1), le *Nandou*,

(1) *Autruche.* — Les cæcums de l'autruche sont très-longs et offrent une disposition spéciale qui mérite d'être signalée. D'abord larges et réunis par leur base, de manière à n'avoir qu'une embouchure commune dans l'intestin, ils vont en s'amincissant depuis le commencement du dernier tiers jusqu'à leur extrémité, de sorte que chaque cæcum n'est plus, dans cette partie, qu'une espèce d'appendice vermiforme. La cavité de cet appendice est lisse et sans pli ; mais dans le reste du cæcum règne une valvule spirale, dont les tours sont d'autant plus rapprochés et les plis moins larges qu'ils s'éloignent davantage de la base (Cuv. Anat. comp., 2e édit., t. IV, p. 289).

le *Casoar*, l'*Outarde*, possèdent de longs et vastes cæcums.

Ces organes diminuent déjà dans les *Pluviers* et les *Œdicnèmes* qui s'y relient étroitement, mais se nourrissent plus spécialement de mollusques et de vers.

Ils deviennent médiocres chez les *Grues*, dont le régime est mixte.

Mais chez les espèces essentiellement carnivores et piscivores, comme les *Cigognes*, les *Hérons*, qui se nourrissent de reptiles, de batraciens, de poissons, les cæcums deviennent alors tout à fait rudimentaires, ou même, comme cela se voit dans ces derniers, il n'en reste plus qu'un seul.

2° PALMIPÈDES.

Les palmipèdes se divisent également très-naturellement en deux groupes.

Les espèces qui se nourrissent de substances végétales et paissent à la manière des herbivores, comme les *cygnes*, les *oies*, les *céréopsis* et certains canards, le *canard ordinaire* par exemple, ont le même appareil digestif que les gallinacés. Ils possèdent un gésier puissant pour broyer leurs aliments, des intestins relativement longs et de volumineux cæcums.

La disposition et la structure de ces organes sont absolument semblables à celles que nous avons signalées dans l'ordre des gallinacés. Tout ce que nous avons dit à cet article leur étant applicable, nous n'y reviendrons donc pas.

Les palmipèdes qui, au contraire, sont essentiellement piscivores, ont un estomac membraneux, comme celui des rapaces, et des cæcums courts, ou même tout à fait rudimentaires. Dans ce groupe sont les *Mouettes*, les *Sternes*, les *Pétrels*, les *Grèbes*, les *Harles*, les *Guillemots*, les *Pingouins*, les *Plongeons*.

Chez le *Cormoran* ils peuvent manquer complétement, ou quelquefois un seulement de ces appendices avorte.

DEUXIÈME PARTIE

PHYSIOLOGIE

En nous reportant à l'étude que nous venons de faire du cæcum chez les mammifères et les oiseaux, nous voyons avec étonnement que,de tous les organes du tube digestif, aucun ne subit des modifications aussi variées.

Chez les *mammiferes carnassiers* et insectivores, il peut ne pas exister, ou reste toujours dans des proportions réduites.

Chez l'homme et les quadrumanes qui s'en rapprochent le plus, son développement est faible.

Tandis que chez les *herbivores*, surtout ceux à estomac simple, les solipèdes et les rongeurs, le cæcum atteint des proportions telles que *sa longueur peut dépasser celle du corps, sa capacité égaler deux ou trois fois celle de l'estomac et son volume occuper la majeure partie de la cavité abdominale*.

Dans les *oiseaux* on observe également un développement des cæcums parallèle au régime. Et si, pour les espèces dont la nourriture est variée, mixte, il y a des nuances difficilement saisissables, on retrouve chez celles à régime fixe des modifications analogues aux dispositions que nous avons signalées dans les mammifères.

Les *gallinacés*, par exemple, et les *palmipédes herbivores*, es cygnes, les oies, certains canards qui par leur régime sont les représentants des mammifères herbivores, possèdent deux longs et volumineux cæcums où s'amassent et séjournent les substances alimentaires.

Le développement de cet organe chez les oiseaux est tellement en rapport avec le régime, que chez certaines espèces de Tétras, dont la nourriture consiste exclusivement non seulement en bourgeons, mais encore en petits rameaux de bouleaux, et qui, par là même, représentent le type le plus parfait du régime végétal, les cæcums atteignent une longueur si prodigieuse, que *les deux réunis égalent la longueur de l'intestin grêle*, et dépassent de beaucoup sa capacité.

Le développement très-remarquable de ce département du tube digestif est du reste dans une harmonie parfaite avec les modifications que subissent, selon le régime, les autres segments de cet appareil.

Les carnassiers digèrent surtout par l'estomac, les herbivores principalement par l'intestin.

Chez les *carnivores*, c'est-à-dire les animaux qui se nourrissent de viande, l'estomac est vaste et sécrète une grande quantité de suc gastrique dont l'énergie est bien supérieure à celle du suc gastrique des herbivores. Il résulte, en effet, des travaux de Bidder et Schmidt, qu'à quantités égales le suc gastrique du chien digère plus de cinq fois autant de viande que le suc gastrique du mouton. C'est donc sur l'estomac que portent les perfectionnements, tandis que le tube intestinal devient extrêmement court et d'une très-faible capacité. Chez les *herbivores*, c'est-à-dire les animaux qui puisent leur nourriture exclusivement dans le règne végétal (ruminants, rongeurs, solipèdes), la surface préposée à la sécrétion du suc gastrique est extrêmement réduite. Si quelquefois, comme cela se voit chez les ruminants, l'estomac paraît offrir des dimensions extraordinaires, il faut tenir compte que ce n'est là qu'un simple réservoir destiné à l'acte de la rumination. Leur pepsine, comme l'a démontré M. Cl. Bernard, est de toutes la moins active.

Mais en revanche, la capacité du tube intestinal prend des proportions considérables chez ces animaux, et maintient en quelque sorte l'équilibre. Il y a véritablement balancement des organes.

Chez les herbivores même, on peut suivre ce rapport directement inverse entre la surface préposée à la sécrétion du suc gastrique et celle de l'intestin. Ainsi chez les ruminants à estomac compliqué, la surface gastrique proprement dite étant plus étendue que chez les solipèdes et les rongeurs à estomac simple, la surface intestinale est relativement réduite chez les premiers, tandis qu'elle atteint chez les derniers un développement considérable. Et, chose digne de remarque, ce n'est pas sur un point quelconque de l'intestin que portent ces perfectionnements, mais principalement sur le cæcum et la portion du côlon qui y rattache ; aussi, voyons-nous des modifications relativement peu importantes dans le cæcum des ruminants, tandis que ce même organe acquiert chez les solipèdes et les rongeurs une prodigieuse capacité.

Il nous faut maintenant montrer la raison d'être de ces remarquables différences ; nous la trouverons dans la nature de l'alimentation.

En effet, les *carnassiers* vivent d'aliments très-substantiels. Les substances tirées du règne animal, dont ils se nourrissent, muscle, sang, tissu cellulaire, sont extrêmement nutritives, car elles contiennent sous un petit volume une grande proportion de matières azotées. Elles sont en outre, par le fait même de leur texture, facilement attaquées par les sucs digestifs et deviennent ainsi presque entièrement utilisables. Ces animaux prennent de grandes quantités d'aliments, parce qu'ils sont exposés à des jeûnes fréquents, et comme ce sont principalement des substances azotées, il leur fallait un vaste estomac pour les contenir et sécréter la proportion du suc gastrique nécessaire pour les transformer en matériaux assimilables. Leur intestin est étroit et court, parce qu'il suffit chez eux d'une surface peu étendue pour absorber les produits de la digestion, ceux-ci n'étant mêlés qu'à une petite quantité de substances non nutritives, et se mettant aisément en contact avec la muqueuse absorbante.

Il en est tout autrement des *herbivores*. Les aliments d'origine végétale contiennent, sous un volume donné, une faible proportion de matières azotées ou albuminoïdes relativement à la quantité de principes amyloïdes qui s'y trouvent. De là une richesse nutritive bien moindre au point de vue de la réparation des tissus organiques.

Mais, à cette cause déjà si grande d'infériorité, vient s'en joindre une autre, tirée de la texture même des tissus végétaux.

La faculté nutritive des substances végétales ne saurait être déterminée, même lorsqu'elle serait déduite de leur composition chimique.

Les aliments fournis par le règne végétal sont en général des feuilles, des racines, des fruits, des graines ; par conséquent, ce sont des parties de la plante dont l'organisation est très-complexe et dont la substance est ordinairement formée par du tissu cellulaire, des fibres, des vaisseaux. Au point de vue de l'alimentation, c'est le tissu cellulaire qui offre le plus d'importance. Il est composé d'une multitude de petites utricules qui sont réunies entre elles par soudure, et qui renferment dans leur intérieur soit des liquides tenant en suspension des corpuscules de matières organiques, soit des dépôts de ces matières ou de produits analogues. Les parois de ces cellules sont essentiellement formées d'une matière nommée *cellulose*, mais qui, tout en conservant la même composition chimique, varie un peu dans sa nature, suivant les organes ou les plantes dont elle fait partie, et a reçu de M. Fremy les noms de xylose, fibrose, dermose, etc.

Les substances nutritives tirées du règne végétal sont donc emprisonnées dans une gangue dont elles se dégagent avec des difficultés toujours très-grandes, et qui varient suivant la nature des plantes usitées.

Le tissu poreux d'une tige herbacée, la trame molle d'un tubercule charnu se laissent encore assez aisément soumettre au contact des sucs digestifs; mais le fourrage desséché, les tiges ligneuses sont bien plus réfractaires à l'action des dissolvants organiques. De là un perfectionnement considérable dans l'appareil digestif des herbivores, surtout chez les espèces à estomac simple, qui n'ont pas, comme les ruminants, la faculté de triturer parfaitement leurs aliments.

Il est important de remarquer que l'homme, qui par les proportions médiocres de ses organes digestifs, se rapproche des carnivores, est de tous les êtres ainsi constitués celui qui s'accommode le mieux au régime végétal. Mais les substances herbacées seules entrent dans son alimentation, et la cuisson est un puissant auxiliaire. Non seulement, en effet, la cuisson tend à désagréger la plupart des substances, mais encore elle peut effectuer la transformation de certains principes insolubles en matières dont la dissolution est facile. Ainsi, par l'ébullition, la pectose se change rapidement en pectine, et la fécule se gonfle énormément et s'hydrate. Or, ces matières sont douées de propriétés différentes et ne se comportent pas de la même manière en présence des agents digestifs.

Les considérations qui précèdent nous expliquent comment la longueur et la capacité du tube intestinal sont réduites chez les carnassiers, tandis qu'elles acquièrent chez les animaux herbivores un si prodigieux développement.

Il nous faut maintenant montrer pourquoi les perfectionnements portent principalement sur le *cæcum*, qui, dans ces conditions, devient un organe de grande importance. On pourrait croire, d'après ce qui précède, que nous attribuons une large part aux transformations chimiques qui s'opèrent dans ce vaste réservoir. Nous pensons, il est vrai, qu'elles existent, comme nous le dirons plus loin ; mais il n'est pas nécessaire d'invoquer les modifications moléculaires pour se rendre compte de son utilité. Nous la trouvons aussi et surtout, dans l'*état de transformation différente où se trouvent les aliments chez les carnassiers et les herbivores, à la fin de l'intestin grêle.*

En effet, les substances alimentaires dont se nourissent l'*homme* et les animaux carnassiers étant très-nutritives, la quantité de matière ingérée est par cela même réduite. De plus, les transformations chimiques sont très-actives chez eux et se passent surtout dans les premières voies digestives. Il en résulte que la digestion et l'absorption se faisant rapidement, la bouillie alimentaire prend plus de consistance dans les portions inférieures de l'intestin grêle. Vers la fin de l'iléon surtout, elle se concentre davantage; enfin, dans le cæcum, la perte d'eau est devenue si considérable que le contenu intestinal, en entrant dans le côlon, n'est guère plus humide qu'au moment de son expulsion du rectum.

On conçoit dès lors que, chez l'homme et les animaux

qui se nourrissent de viande, le cæcum soit si réduit, puisqu'il n'a, au point de vue des phénomènes digestifs, aucune importance.

Chez les *herbivores*, les choses se passent tout autrement. Les substances albuminoïdes n'entrant pas pour une large part dans leur alimentation, les transformations qui s'opèrent dans l'estomac, sous l'influence du suc gastrique, ont une importance minime, et comme chez les espèces à estomac simple cette cavité est très-petite par rapport à la grande quantité d'aliments ingérés, il en résulte que la masse alimentaire franchit rapidement le pylore. L'estomac du cheval, par exemple, reçoit par jour en fourrage 5 fois et demi sa capacité.

Chez ces animaux, la digestion préparée par la mastication, l'insalivation et l'action du suc gastrique est surtout intestinale. Elle se fait dans ce long et vaste segment du tube digestif, sous l'influence du suc pancréatique et du suc entérique qui y est versé en très-grande abondance ; c'est là que s'achève la transformation des substances azotées, que la fécule se transforme en glucose, et que les graisses s'émulsionnent. Loin d'éprouver une augmentation dans sa consistance pendant son passage à travers l'intestin, la bouillie alimentaire conserve toute sa fluidité jusqu'à la fin de l'iléon. Il en résulte que, contrairement à ce qui se passe chez les carnivores, l'intestin grêle déverse dans le cæcum une grande quantité de substances contenant en dissolution des principes nutritifs. Cette vaste poche, dont la capacité est d'un quart de litre chez le lapin, de 35 à 68 litres chez le cheval, sert aussi de réservoir aux boissons qui, dans leur passage rapide à travers l'estomac et l'intestin, échappent en grande partie à l'action absorbante des villosités et viennent s'y accumuler. Elles y lavent pour ainsi dire la masse d'aliments qu'elles y rencontrent entraînent les matières solubles et assimilables qu'elle contient encore, pour les livrer au torrent de la circulation.

Un nouveau réservoir, à la fin de l'intestin grêle, devenait donc de toute nécessité pour épuiser la masse alimentaire. Sans lui, il se fût produit une déperdition de substances utilisables, phénomène d'autant plus à craindre que le régime végétal est pauvre en principes nutritifs, et que ses transformations ne s'opèrent qu'au prix d'une laborieuse mastication et d'une grande abondance de sucs organiques.

Ainsi retenues dans le cæcum, les substances s'y débarrassent rapidement des liquides qui les imprègnent. Mais, dans l'état physiologique, il y a seulement dans ce réservoir augmentation de consistance. La première partie du côlon, si remarquable chez certains de ces animaux, les épuise en dernier ressort et les livre enfin aux voies d'excrétion du tube digestif.

L'état de liquéfaction des matières contenues dans le cæcum, comparé à celui de dureté sous lequel elles se présentent au moment de leur expulsion au dehors, montre bien que cet organe est le siége d'une absorption active. Mais on peut mettre cette propriété dans tout son jour par la simple expérience suivante :

Expérience. — Un lapin en pleine digestion est maintenu sur le dos, légèrement incliné sur le côté gauche, de manière qu'on puisse aisément explorer le flanc droit. En ce point, nous pratiquons une incision de 5 centimètres par laquelle nous saisissons le cæcum, que nous embrassons dans une ligature posée immédiatement au-dessous de l'orifice de l'intestin grêle. Le cæcum étant ainsi complètement supprimé, le cours des matières se fait directement de l'iléon dans le côlon. La plaie de l'abdomen est aussitôt fermée par quelques points de suture.

Dans ces conditions, la bouillie alimentaire se trouvant soustraite à l'action absorbante du cæcum, le lapin est mis en observation.

Bientôt, il expulse une certaine quantité de matières moulées; mais trois heures après la *diarrhée* se produit; il y a une véritable débacle. D'autre part, les matières retenues dans le cæcum perdent leur fluidité et prennent une consistance pâteuse.

Deux fois nous avons pratiqué cette opération dans le but de supprimer le cæcum du lapin; mais les animaux ne survécurent pas : l'un mourut le lendemain matin, l'autre le lendemain soir.

Chez les mammifères la bouillie alimentaire est versée directement de l'iléon dans le cæcum, où elle séjourne; mais chez les oiseaux les cæcums ont un trajet rétrograde et ne s'ouvrent que par un orifice très-étroit au confluent de l'intestin grêle et du gros intestin; aussi toutes les matières ne s'y engagent pas. Il s'opère à leur embouchure un véritable triage : les substances grossières, mal triturées, réfractaires aux sucs digestifs, gagnent le gros intestin, tandis que le liquide dont elles sont imprégnées, entraînant les particules qu'il tient en suspension, remonte dans les cæcums. Ceux-ci sont alors gorgés d'une liqueur d'un brun jaunâtre ou verdâtre, très-abondante, dans laquelle on peut reconnaître des cellules végétales, des trachées, des grains de fécule plus ou moins fissurés ou presque entièrement détruits.

Il se fait réellement dans les cæcums des oiseaux un emmagasinage de substances nutritives qui, en partie élaborées, sont prêtes à entrer dans le torrent de la circulation.

Malgré l'extrême longueur de l'intestin grêle chez les gallinacés, les aliments réduits en chyme, traversent assez rapidement cette partie du tube digestif. On trouve en effet souvent, à l'autopsie, l'intestin grêle vide dans une grande partie de sa longueur, l'iléon seulement retient au-dessus de l'anneau iléo-colique la bouillie alimentaire, et cependant les cæcums sont pleins, dilatés; il s'y fait une réserve.

Il nous faut maintenant rechercher si les glandes en tubes dont est revêtue la muqueuse du cæcum chez les mammifères herbivores et les gallinacés, versent dans sa cavité un suc, et si,sous son influence ou celle des liquides venus des parties supérieures de l'appareil digestif, les aliments éprouvent dans cet organe quelques modifications chimiques.

SUC DES GLANDES DE LA MUQUEUSE INTESTINALE.

Le *suc entérique* provenant des différentes glandes qui garnissent la muqueuse de l'intestin grêle a depuis longtemps fixé l'attention des physiologistes et, après de nombreuses tentatives, on est arrivé à connaître assez bien l'ensemble de ses propriétés.

Naguère encore, on pensait qu'il ne servait qu'à lubrifier la muqueuse digestive, et que son action se bornait à liquéfier les substances alimentaires, à faciliter leur progression; mais on sait aujourd'hui qu'il peut agir chimiquement sur le contenu intestinal.

Le liquide qui imbibe les aliments dans l'intestin grêle ne peut être assimilé au suc entérique; c'est un mélange de bile et de sucs gastrique et pancréatique. Pour le recueillir dans toute sa pureté, on a essayé des procédés divers, et cette multiplicité même des moyens employés montre combien doivent être grandes les difficultés qui surgissent.

Autrefois, dit Longet, on se bornait à ouvrir l'intestin sur un animal vivant ; puis, après avoir abstergé sa surface, on l'irritait avec du sel ou du vinaigre étendu d'eau. C'est ainsi qu'ont fait Haller, puis plus tard Leuret et Lassaigne. De cette manière, on n'obtenait pas un produit assez pur ni assez abondant pour en étudier les caractères physiologiques et la composition.

Frerichs, opérant sur des chiens et des chats, comprit entre deux ligatures placées à quelques pouces de distance, une anse intestinale, préalablement soumise à des lavages répétés. L'intestin fut refoulé dans l'abdomen, et la plaie extérieure fermée à l'aide d'une suture.

Quatre à six heures après, ce segment contenait un liquide transparent, incolore, visqueux et très-alcalin. Le même moyen, employé par Bidder, Smith et l'un de leurs élèves, M. Zander, ne leur permit pas de recueillir par le procédé de Frerichs une quantité de suc suffisante. Ils eurent alors recours à l'établissement d'un anus artificiel chez des chiens auxquels ils avaient lié les conduits pancréatique et cholédoque et établi une fistule biliaire. La quantité de suc ainsi recueillie fut encore très-minime ; mais ce suc avait les mêmes qualités que celui obtenu par Frerichs, et il leur permit de faire quelques expériences sur les matières alimentaires.

Mais ces différents procédés appliqués à des animaux *carnassiers*, dont le suc entérique est peu abondant, ne donnaient qu'une faible quantité de liquide, et les recherches faites pour constater ses propriétés demeuraient incomplètes et difficiles.

M. Colin opérant sur des *herbivores* parvint non-seulement à obtenir du suc entérique en proportion bien plus considérable qu'on ne l'avait eu jusqu'à lui, mais encore à isoler le produit des *glandes de Brunner*, des *glandes de Lieberkühn* et des *follicules clos.*

1° *Suc des glandes en tubes ou de Lieberkühn.*—Sur un *cheval* en pleine digestion et debout, dit M. Colin (1), je fais au flanc gauche une incision de 8 à 10 cent. par laquelle j'attire une petite partie d'une anse d'intestin grêle. Dès que j'ai saisi celle-ci, j'applique sur elle un petit compresseur formé de deux tiges métalliques garnies de velours. Une fois le compresseur fixé, je soulève l'anse de manière à faire descendre progressivement les matières alimentaires, et je la presse doucement entre les doigts, jusqu'à ce qu'elle soit débarrassée de son contenu sur une longueur de 1 mètre 1/2 à 2 mètres, puis j'applique là un compresseur semblable au premier. Enfin j'achève de faire rentrer dans la cavité abdominale l'anse qu'un aide y réintroduit à mesure qu'elle devient libre, afin qu'elle ne soit pas exposée au contact de l'air, et aussitôt je ferme la plaie du flanc.

Au bout d'une demi-heure on tue l'animal par effusion de sang, on laisse descendre, par son propre poids, à une extrémité de l'anse, le liquide sécrété dans son intérieur, et on le retire à l'aide d'une petite ponction.

La quantité de suc intestinal qu'on se procure de la sorte est assez considérable ; sur un grand nombre d'expériences. M. Colin la trouva en moyenne de 80 à 120 gr. en une demi-heure, pour une longueur de 2 mètres d'intestin grêle. Elle est beaucoup moindre chez les sujets dont la digestion intestinale est suspendue, mais elle est

(1) Colin. Traité de physiologie comparée des animaux, 1871, t. I, p. 817.

plus considérable si l'on a injecté dans l'anse préalablement vidée une quantité connue d'une solution de manne, de sulfate de soude ou d'aloès.

Le suc ainsi obtenu est composé de deux parties :

1° L'une, en petite quantité, est visqueuse et se sépare par le repos et la filtration, c'est du *mucus* provenant des follicules clos ; 2° l'autre, qui forme le reste de la masse, est très-fluide, presque claire, d'une teinte jaunâtre, d'une saveur légèrement salée à réaction si fortement alcaline, que la chaleur n'y détermine de précipité albumineux qu'après neutralisation par un acide : c'est le *suc entérique* par excellence, il est le produit des glandes de Lieberkühn, et c'est à lui que Colin reconnut la propriété de transformer la *fécule cuite* en sucre, et d'émulsionner les *graisses*, sans leur donner une réaction acide.

Dans les conditions expérimentales indiquées, c'est-à-dire en opérant sur une anse de la partie moyenne de l'intestin grêle, le suc ne pouvait provenir que des glandes de Lieberkühn et des follicules clos, les glandes de Brunner ne siégeant que dans le duodénum. Il était important de connaître le produit qui revient à chacun de ces éléments.

2° *Mucus des plaques de Peyer et des follicules clos.*— Chez le cheval, le mouton, la chèvre, etc., il n'est pas possible de recueillir isolément le produit des follicules clos et des plaques de Peyer ; mais chez le porc, dont la plaque de l'iléon s'élève à plus de 2 mètres de longueur, l'expérience devient possible, et M. Colin recueillit ainsi une quantité de mucus plus abondante que dans les points où la muqueuse ne porte pas de plaques agminées, et à ce propos il ajoute qu'il n'y a peut-être pas trop de témérité à présumer que les glandes de Peyer et les follicules clos sécrétent du mucus.

3° *Suc des glandes en grappe ou de Brunner.* — Le produit de sécrétion des *glandes de Brunner* peut être également recueilli, comme l'a fait Cl. Bernard, chez le cheval et chez le lapin dans le duodénum duquel elles deviennent énormes. Le procédé opératoire est toujours le même, mais il importe de poser des ligatures sur le pylore, et les canaux biliaire et pancréatique. Au bout d'une heure, l'animal qui était en pleine digestion est mis à mort. Le suc ainsi obtenu est un beau liquide visqueux, épais, gluant, qui paraît avoir beaucoup d'analogie avec la salive sublinguale, d'une saveur salée, et légèrement alcalin; il n'émulsionne ni n'acidifie les matières grasses, mais il transforme l'amidon en sucre.

Des trois produits que nous venons d'examiner, suc des glandes de Lieberkühn, suc des glandes de Brunner, et mucus des follicules clos, le premier est le seul qui offre, au point de vue des transformations chimiques, des propriétés réelles.

Chez les *herbivores*, le suc entérique est très-abondant, et il l'est rendu surtout par la surface toujours considérable de leur muqueuse intestinale. Les expériences faites sur le cheval, dont l'intestin grèle est vaste, permettent de recueillir une grande quantité de ce liquide. Chez les *carnassiers*, au contraire, l'intestin reste toujours dans des proportions réduites, et la sécrétion y est si faible que c'est à peine si l'on en peut recueillir par les procédés que nous avons indiqués. C'est ce qui explique les insuccès relatifs de Frerichs, de Bidder et de Smith.

Dans ces dernières années cependant, par un procédé devenu célèbre et connu sous le nom de *méthode de Thiry*, on est parvenu à se procurer plus aisément du suc entérique.

Pour cela on isole par deux sections une certaine longueur du tube intestinal; on réunit par des sutures les bouts qui appartiennent au canal général, de façon à rétablir le cours des liquides; quant à la portion isolée, et restée adhérente seulement par son mésentère, on coud une de ses extrémités de manière à la fermer en cul-de-sac, tandis que l'on maintient l'autre ouverte et fixée dans la plaie abdominale béante. On obtient par cet orifice le liquide intestinal pur de tout autre mélange (*a*).

Un autre procédé enfin, dont M. A. Moreau nous a rendu témoin et qui a été de sa part, il y a quelques années, l'objet de recherches suivies (*b*), consiste à comprendre entre deux ligatures une anse intestinale dont on a préalablement refoulé le contenu, puis à sectionner les nerfs qui s'y rendent et accompagnent les vaisseaux mésentériques. L'intestin est remis en place, et la plaie de l'abdomen fermée. Le lendemain l'animal est mis à mort, et lorsqu'il n'y a pas eu de phénomènes inflammatoires, l'anse intestinale est distendue par une quantité considérable de liquide clair et alcalin; une épreuve confirmative destinée à montrer que la présence du liquide provient réellement de la section des nerfs, consiste à intercepter une autre anse intestinale entre deux ligatures, mais en respectant les filets nerveux. La muqueuse de cette portion d'intestin, au lieu d'être baignée de liquide, se présente collante au doigt, presque sèche, telle qu'elle est dans un intestin à jeun.

Étant connues les différentes méthodes employées pour

(*a*) Küss et M. Duval. Physiol., p. 296.

(*b*) A. Moreau. Recherches sur la sécrétion intestinale (Comptes-rendus de la Société de biologie, 1860).

recueillir le suc entérique, nous avons à les utiliser pour rechercher si le cæcum des herbivores produit un liquide analogue.

Suc du cæcum.— Les physiologistes qui, à l'exemple de Tiedemann et Gmelin, ont vu dans le vaste cæcum des hervivores un second organe digestif, comparable à l'estomac, lui ont attribué la propriété de sécréter un suc dissolvant acide.

Nous avions donc tout d'abord à recueillir le suc produit par les glandes en tubes du cæcum, afin de reconnaître ses propriétés.

Le cæcum rudimentaire des carnassiers ne se prête pas à ces recherches, il est nécessaire d'opérer sur celui des herbivores ; mais ici surgissent des difficultés qui n'existent pas dans la récolte du suc de l'intestin grêle.

Les procédés usités pour recueillir ce dernier, que l'on emploie la double ligature, la méthode de Thiry, ou la section des nerfs mésentériques, exigent tous, en effet, le reflux préalable du contenu dans une anse intestinale voisine. Or le cæcum des herbivores ne communique avec l'intestin grêle et le gros intestin que par des orifices rétrécis qui ne lui permettent pas de se vider, même en partie, sous la pression du doigt; la valvule spirale chez le lapin vient se joindre encore à cette disposition défavorable, aussi faut-il de toute nécessité donner issue aux matières par une incision.

Les lapins sont des animaux trop délicats pour supporter les suites d'une opération analogue à celle de Thiry, et les nerfs mésentériques y sont trop petits pour qu'on en puisse pratiquer la section. Peut-être ces procédés seraient-ils utilisables sur le cheval.

Force est donc sur le lapin d'en revenir à une opération analogue à celle de M. Colin.

Expérience. — Un lapin de forte taille est maintenu sur le dos. Nous pratiquons dans le flanc droit une incision de 5 à 6 cent. par laquelle nous saisissons le cæcum au niveau de la crosse. Une ligature l'embrasse et le serre immédiatement au-dessous de l'embouchure de l'intestin grêle. Nous retirons ensuite une longue anse de cæcum de 15 à 18 cent. et, en ce point, nous posons une nouvelle ligature.

L'anse ainsi comprise contient des matières assez liquides dont il faut la priver. Pour cela nous pratiquons une incision près de la première ligature et enlevons le contenu par des lavages à l'eau tiède. L'incision est fermée, le cæcum remis en place, et la plaie de l'abdomen fermée également par des points de suture.

Si dans ces conditions le lapin est tué, trois ou quatre heures après l'opération, ou même le lendemain matin, la muqueuse intestinale est presque sèche ; mais si l'on a eu soin d'introduire dans le cæcum quelque substance qu y joue un rôle mécanique, de petits morceaux de viande crue par exemple, on obtient au bout de quatre heures, une très-petite quantité, un ou deux centimètres cubes seulement, de liquide incolore.

Le liquide sécrété par les glandes du vaste cæcum des herbivores est donc très-difficile à recueillir à l'état de pureté, et ce résultat, différant de celui qu'on obtient en agissant sur une anse de l'intestin grêle, nous laisse croire que ce suc n'est pas produit en abondance, et que ce n'est point à lui, mais bien surtout aux liquides venus des voies supérieures de l'appareil digestif, que les matières contenues dans le cæcum sont redevables de leur fluidité.

S'il est difficile d'apprécier certaines des propriétés du suc sécrété par les glandes du cæcum, il est aisé, par contre, de constater qu'il est fortement *alcalin*, et ce résultat a son importance, puisque ce caractère l'éloigne du suc gastrique auquel l'avaient comparé Tiedemann et Gmelin, et le rapproche au contraire du suc des glandes de Lieberkühn.

Pour constater directement sa réaction, on peut encore, pendant les expériences que nous venons de mentionner, introduire dans le cæcum une flèche de papier de tournesol rougi. En quelques secondes elle est ramenée au bleu.

Les *oiseaux* se prêtent mieux que les mammifères à la récolte du suc de ce diverticule du tube digestif. La grande longueur des cæcums chez les gallinacés et les canards, la duplicité de cet organe, la voie libre par laquelle ils communiquent avec l'intestin sont autant de conditions favorables.

Nous avons recueilli le suc du cæcum chez le poulet et le canard par deux procédés bien distincts, dont l'un est une modification de celui de Frerichs et de M. Colin, et l'autre offre de l'analogie avec la méthode de Thiry.

Dans le procédé de M. Colin, comme nous l'avons dit, une anse intestinale dont on a refoulé le contenu est comprise entre deux compresseurs, remise en place et trouvée le lendemain gorgée de liquide.

Nous espérions par une expérience semblable, pratiquée sur le vaste cæcum du poulet et du canard, obtenir le suc de ce segment du tube digestif, mais il n'en a rien été. Quelques heures après l'opération, ou le lendemain nous trouvions la muqueuse presque sèche et nous n'obtenions aucun liquide.

Il nous a suffi, au contraire, d'introduire dans le cæcum quelques petits morceaux de viande crue pour y provoquer la sécrétion d'une notable quantité de suc. Nous avons répété plusieurs fois cette expérience, et voici comment nous avons opéré.

Expérience. — Le 5 octobre, à 8 heures du matin, nous prenons un canard et pratiquons sur la ligne médiane de l'abdomen une incision de 3 ou 4 centimètres, par laquelle nous allons à la recherche des cæcums. Pour les trouver, il faut les chercher avec le doigt dans le flanc gauche, près de la face inférieure du gésier. Leur couleur brunâtre les fait aisément reconnaître. — Après les avoir attirés en dehors, nous posons sur la base de l'un d'eux une ligature (en ayant soin de ne pas saisir l'artère cæcale); puis nous ouvrons l'extrémité, enlevons les matières qu'il contient et introduisons plusieurs petits morceaux de viande crue. L'ouverture est close et la plaie abdominale fermée par des points de suture.

Le lendemain à 8 heures du matin, le canard est mis à mort. Le cæcum est gorgé d'un *suc limpide, transparent, un peu jaunâtre, très-alcalin et laissant précipiter une petite quantité de mucus.* Les morceaux de viande crue n'ont subi aucune altération ; ils ont leur forme, leur couleur rouge, leur consistance, leur grosseur.

Un autre procédé nous a permis de recueillir instantanément du suc, mais en très-petite quantité. Il a quelque analogie avec la méthode de Thiry.

Expérience. — Un canard est maintenu sur le dos. Par une incision de 3 ou 4 centimètres, pratiquée sur la ligne médiane de l'abdomen, nous allons comme précédemment à la recherche de l'un des cæcums. Une ligature est posée aussi près que possible de sa base, et une incision pratiquée au-dessus isole l'extrémité en cul de-sac que l'on bouche au dehors. Les vaisseaux ayant été respectés, le cæcum a sa vitalité, il n'est plus en communication avec l'intestin et s'ouvre à l'extérieur. Dans ces conditions on obtient, par irritation mécanique, à l'aide d'une pipette, une petite quantité de suc dont on peut constater l'alcalinité.

Chez le poulet nous avons observé les mêmes résultats ; mais les expériences dont nous venons de parler sont rendues plus difficiles par un concours de dispositions particulières. — D'abord le sternum s'avançant en pointe sur l'abdomen, dans la direction et le voisinage de l'anus, rétrécit le champ opératoire sur la ligne médiane, et en second lieu, la coloration des cæcums est très-analogue à celle de l'intestin grêle ; il n'y a point là cette coloration noir-verdâtre qui permet de découvrir si aisément les cæcums du canard. Néanmoins, guidé par le gésier, on peut encore opérer en se tenant sur la ligne médiane, ce qui donne bien moins de sang qu'en opérant par le flanc.

Le suc dont nous venons de parler ne paraît pas avoir de propriétés très-actives. Il est sans action aucune sur les substances azotées, nous avons en effet retiré intacts des morceaux de viande crue que nous avions laissés six heures dans un cæcum de lapin vidé et ligaturé à sa base. Sur des canards, tant dans le but de recueillir du suc par les procédés que nous venons d'indiquer que dans celui de constater ses propriétés digestives, nous avons prolongé l'action pendant vingt-quatre heures, sans obtenir la moindre transformation ; les morceaux de viande avaient conservé leur forme, leur couleur rouge, leur consistance et leur grosseur.

La fécule crue, dans les mêmes conditions, subit quelques modifications, mais elles ne sont pas très-notables. après un séjour de vingt-quatre heures dans un cæcum de canard isolé et préalablement vidé, nous avons trouvé les grains de fécule fissurés, éclatés, dissociés, mais la liqueur de Fehling ne nous a pas fait découvrir la moindre trace de glucose.

La fécule cuite, au contraire, subit une transformation très-rapide sous l'influence de ce suc. Le 5 décembre, par exemple, à 9 heures, j'ai introduit dans un cæcum de poulet lavé et ligaturé à sa base, de l'amidon cuit et essayé d'avance à la liqueur de Fehling. — A 1 heure le contenu retiré me donna un abondant précipité d'oxydule de cuivre.

TRANSFORMATIONS QUE SUBISSENT LES ALIMENTS DANS LE CÆCUM.

Toutes les métamorphoses des matières alimentaires, dit M. Colin, s'achèvent ou à peu près dans l'intestin grêle des animaux carnassiers dont le cæcum est nul ou extrêmement petit; et le côlon d'une brièveté remarquable mais ces opérations paraissent se continuer en partie dans le cæcum si vaste des solipèdes et des rongeurs.

La plupart des physiologistes ont depuis longtemps comparé le cæcum de ces animaux à un second estomac, autant d'après une certaine ressemblance de forme que d'après une vague et hypothétique analogie de fonctions. Viridet, Tiedemann et Gmelin, Schultz, Mayer et d'après eux, beaucoup d'autres auteurs admettent que le contenu du cæcum est acide et qu'il se sécrète dans ce réservoir un suc dissolvant acide. Nous avons vu déjà ce qu'il faut penser de cette dernière opinion.

Les fonctions du cæcum, ajoute M. Colin, me paraissent

faciles à déterminer chez les animaux tels que les solipèdes, les pachydermes où ce réservoir a un grand développement. Les matières qu'il renferme en quantité considérable et qu'il retient pendant longtemps, ne sont acides chez le cheval et les ruminants, ni pendant la digestion, ni pendant l'abstinence ; c'est un fait que j'ai constaté maintes fois et que j'oppose aux observations contraires de Tiedemann et Gmelin, de Schultz, d'Eberle, de Mayer, etc. Leur alcalinité est même plus prononcée que celle des diverses parties de l'intestin grêle ; elle l'est encore plus que celles des matières du côlon replié ; néanmoins elles peuvent acquérir quelquefois une certaine acidité par suite du développement des acides lactique et butyrique dans les matières féculeuses et sucrées.

Nous avons observé ce phénomène sur des poulets que nous avons nourris exclusivement avec de la fécule.

Sur des lapins auxquels nous avions pratiqué des fistules cæcales et qui étaient soumis à un régime herbacé, nous avons constaté chaque jour, et à tous les moments de la digestion, la réaction du contenu ; celui-ci était généralement alcalin, rarement neutre, mais jamais acide.

Les fluides qui baignent les aliments dans ce viscère ne viennent qu'en très-faible partie des glandes tubuliformes microscopiques et des follicules solitaires. Ils résultent du mélange des liquides dont l'animal s'est abreuvé, avec le reste de la salive, du suc gastrique, de la bile, du suc pancréatique et du suc entérique ; seulement ces fluides ont perdu la consistance et la viscosité qu'ils possédaient à un si haut degré dans cette dernière partie du tube intestinal. On conçoit sans peine que, dans ces conditions, les aliments puissent encore subir des transformations digestives.

Les quelques expériences que nous avons faites ne suffisent nullement à nous bien faire connaître les mutations qui se produisent; elles nous montrent seulement que ces transformations existent et qu'il est possible de les étudier sur le lapin par des *fistules cæcales* analogues aux fistules gastriques.

On sait que les lapins supportent bien rarement les opérations pratiquées sur les vicères abdominaux ; cependant après deux insuccès sur des sujets délicats, nous sommes parvenus à établir, pendant un temps suffisant pour l'étude, des fistules cæcales sur deux sujets de forte taille. L'un est mort le neuvième jour, l'autre le quatorzième seulement après l'opération, sans péritonite.

Le manuel opératoire est le même que celui de la fistule gastrique. Le lapin est maintenu sur le dos de manière à présenter le flanc droit. On pratique en ce point, au-dessous des dernières côtes, une incision de 3 centimètres, par laquelle on saisit le cæcum dans le voisinage de la crosse. L'organe est facilement reconnu à sa coloration brune et à ses bosselures séparées par des sillons profonds. L'une de ces boursouflures est mise en contact avec les lèvres de la plaie contre laquelle on la maintient par quelques points de suture, puis, on fait une boutonnière au cæcum et l'on y introduit une canule en bouton de chemise analogue aux canules à fistule gastrique. Cette canule s'ouvre et se bouche à volonté afin d'éviter la perte incessante de matières liquides.

Le premier jour l'animal prend peu de nourriture, mais dès le lendemain, il a recouvré ses habitudes et ne paraît pas incommodé de l'opération qu'on lui a fait subir.

Le cæcum se trouve ainsi dans les conditions normales, il reçoit le contenu de l'intestin imprégné des liquides versés sur tout le trajet du tube digestif, et l'on peut dès lors, par les fistules, observer les phénomènes qui se passent dans cet organe à l'état physiologique.

La viande crue ne paraît subir dans le cæcum aucune modification appréciable : nous avons retiré après un séjour de vingt-quatre heures des morceaux qui avaient conservé leur consistance, leur forme et leur grosseur ; ils paraissaient seulement un peu filandreux, desséchés, comme s'il y avait eu absorption de leur partie liquide. Nous savons du reste que les mutations moléculaires des substances azotées sont nulles dans l'intestin, lorsque celles-ci n'ont pas subi l'action de la cuisson ou du suc gastrique.

La viande cuite éprouve, au contraire, des transformations qui, sans être très-rapides, sont cependant incontestables. Deux fois nous avons laissé séjourner dans le cæcum des morceaux de viande cuite, munis d'un tendon et retenus par un fil d'argent. Le lendemain, dix-huit ou vingt-quatre heures après, ils étaient considérablement réduits de volume ; le tendon était ramolli, dissocié et donnait attache à une matière pulpeuse qui se détachait aisément en l'agitant dans l'eau et se réduisait en molécules extrêmement tenues.

Les transformations qui s'opèrent sur les matières féculentes dans le cæcum des herbivores sous l'influence des liquides venus des parties supérieures du tube digestif sont manifestes, mais elles ne sont très-rapides que sur celles qui ont été soumises à la coction. La fécule crue n'éprouve que des changements fort lents et l'on trouve après un séjour de vingt-quatre heures, par exemple, des grains parfaitement intacts parmi d'autres crevés, fissurés, dissociés et presque entièrement détruits. — L'amidon cuit, loin de là, éprouve des modifications rapides. Cette expérience que nous avons renouvelée bien des fois peut se résumer comme il suit :

De l'amidon cuit, essayé au moment même de l'expérience, est introduit dans le cæcum d'un lapin dont on a également essayé le contenu. Trois heures après on obtient avec la liqueur de Fehling un abondant précipité d'oxydule de cuivre ; cette action est si rapide que le lendemain matin quelle que soit la quantité d'empois introduite par la fistule, tout est transformé, absorbé, et l'on ne peut plus constater la moindre trace de glucose.

Les substances herbacées éprouvent aussi dans le cæcum, après un séjour de quinze à dix-huit heures, des altérations notables. Les morceaux de laitue perdent leur coloration verte, deviennent moins épais, transparents, jaunâtres, sans cohésion et se dissocient au moindre contact des aiguilles.

Les recherches très-incomplètes que nous consignons brièvement ici, et que des circonstances indépendantes de notre volonté ne nous permettaient pas de faire d'une manière suivie, nous semblent cependant de nature à montrer que les mutations moléculaires se poursuivent dans le cæcum des herbivores.

L'importance et l'aspect particulier que prend cet organe chez les solipèdes, les pachydermes et les rongeurs avaient du reste déjà porté quelques physiologistes à admettre *a priori* que les transformations digestives s'y achèvent.

« Puisque les aliments demeurent longtemps dans le cæcum des herbivores baignés des fluides qui les imprégnaient dans l'intestin grêle, il semble, dit M. Colin, qu'ils doivent continuer à éprouver les élaborations qui s'opèrent dans cet intestin grêle. On ne voit pas, en effet, pourquoi la fécule ne pourrait encore s'y transformer en dextrine et en glucose, la graisse s'y émulsionner et d'autres substances s'y dissoudre à la longue; de plus, rien ne s'oppose à ce que les principes assimilables n'y soient saisis par les radicules des veines et des vaisseaux lymphatiques. Le cæcum absorbe très-activement, il a des vaisseaux blancs énormes et des ganglions nombreux sur leur trajet. Ces vaisseaux contiennent un liquide fibrineux, albumineux, comme le chyle, et c'est à n'en pas douter, un chyle comme celui de l'intestin grêle, mais n'ayant point la teinte opaline et lactescente de ce dernier. A ce double titre de réservoir d'élaboration et d'absorption aussi bien des principes assimilables que des liquides, le cæcum acquiert une importance considérable chez les herbivores à estomac simple.

Dans le côlon replié, si ample et si analogue au cæcum chez les solipèdes, les mêmes opérations doivent se continuer. Les liquides s'y résorbent en grande partie, comme le prouve la consistance toujours croissante des aliments. Avec eux sont résorbés aussi les sels et les principes tenus en dissolution dans le véhicule aqueux de ce réservoir.

A mesure que les matières sont dépouillées de leurs parties fluides et de leurs principes nutritifs, elles se durcissent, s'isolent en petites pelotes que la membrane interne enveloppe d'une couche de mucus. Là s'arrêtent les transformations qui caractérisent le travail nutritif. »

SUPPRESSION DES CÆCUMS.

L'ablation ou la suppression du vaste cæcum des mammifères herbivores entraîne de trop graves désordres pour que l'animal puisse survivre à l'opération, et il est à croire que nous aurions échoué bien des fois dans cette entreprise, pour ne peut-être jamais réussir, car nos animaux mouraient dès le lendemain d'une opération analogue : section du cæcum à sa base avec abouchement au dehors.

A défaut de cette expérience pratiquée sur les mammifères, nous avons cherché à supprimer les vastes cæcums des gallinacés dont nous avons montré l'importance.

L'opération en elle-même n'est pas grave, telle que nous la pratiquons. Déjà nombre de fois, nous avions ligaturé, ouvert, sectionné, abouché au dehors les cæcums chez le poulet et le canard et l'expérience nous avait montré l'innocuité de ces manœuvres opératoires.

Nous agissions alors sur l'extrémité libre, et facilement accessible par la ligne médiane de l'abdomen. Mais la section des cæcums en ce point ne répondait pas au but que nous nous proposions ; il nous fallait par un procédé auss inoffensif *supprimer les deux cæcums* en totalité, c'est-à-dire, les sectionner à leur base, au point même ou ils s'ouvrent dans le gros intestin.

Pour se rendre compte des difficultés qui se présentent dans la réalisation de cette expérience, il suffit de considérer la position profonde de ces organes:

Le gros intestin et la dernière partie de l'iléon descendent le long de la colonne vertébrale, contre laquelle ils sont maintenus par un mésentère court, qui ne leur permet qu'une très-faible mobilité. La base de chaque cæcum répondant à l'union de ces deux parties de l'intestin, se trouve ainsi profondément placée le long du rachis, au niveau du bord inférieur du foie masquée par les anses de l'intestin grêle et garantie par le sternum qui recouvre cette région. L'opération ne peut donc pas être faite par la ligne médiane de l'abdomen, et il faut avoir recours à un autre procédé.

Expérience. — Nous supprimons les cæcums chez des poulets par le procédé suivant.

L'animal est maintenu à l'aide de lacs légèrement incliné sur le côté gauche, de façon à ce que le flanc droit puisse être facilement exploré.

La cuisse droite étant dans une extension forcée, laisse entre son bord antérieur et la dernière côte un petit espace angulaire qui correspond précisément à l'origine des cæcums, et n'est pas éloigné de la colonne vértébrale contre laquelle les retient le mésentère.

Nous pratiquons en ce point, parallèlement à la dernière côte, une incision de 2 centimètres, et comme il ne serait pas possible, par cette petite ouverture, d'aller à la recherche des cæcums masqués par les anses intestinales et d'opérer sur eux, nous avons recours à une disposition heureuse que nous offre le gros intestin.

Celui-ci descendant en ligne droite le long du rachis, depuis l'origine des cæcums jusqu'à l'anus, nous permet l'introduction d'un cathéter, par exemple d'un agitateur de verre, que nous faisons pénétrer à 10 centimètres, c'est-à-dire précisément au confluent des cæcums, de l'intestin grêle et du gros intestin.

Ceci fait, par un léger mouvement de bascule nous faisons saillir l'origine même des cæcums à travers la plaie, et comme la ligature simple pourrait ne pas être un sûr moyen de suppression permanente, nous posons sur la base de chaque cæcum deux ligatures, distantes l'une de l'autre de 1 centimètre, et nous sectionnons entre elles.

L'intestin est refoulé dans l'abdomen, et la plaie fermée par deux points de suture. Ainsi pratiquée, l'opération se fait en quelques minutes et ne donne que deux ou trois gouttes de sang.

Le 19 décembre, nous avons supprimé les deux cæcums

chez deux poulets. et chez un autre nous n'en avons supprimé qu'un seul. Ces oiseaux ont été nourris comme d'habitude et mis en observation.

Les deux premiers, sans paraître en rien incommodés par l'opération, et tout en continuant à prendre de la nourriture, je dirai même avec excès, ont été pris dès le lendemain d'une diarrhée qui n'a pas cessé depuis ; à peine rendaient-ils parmi des matières liquides une petite quantité de bouillie pâteuse, mais ils ne rejetèrent plus ces matières fécales durcies en cylindres que rendaient d'autres poulets soumis au même régime. Tous deux maigrirent lentement, et l'un arriva peu à peu à un état de faiblesse telle, bien qu'il prît en abondance de la nourriture, que le 16 janvier, c'est-à-dire le 28e jour, il s'éteignit pour ainsi dire d'inanition. Les pectoraux, les muscles des cuisses, des ailes, avaient éprouvé une telle atrophie que l'animal, était pour ainsi dire, réduit au squelette.

Le second a mieux résisté à la suppression de ses deux cæcums, et il est possible même qu'il survive. Aujourd'hui, cependant, 5 février (36e jour), la diarrhée persiste, bien que les matières aient pris plus de consistance et la faiblesse est grande; l'animal se fatigue promptement lorsqu'on le force à courir et se repose volontiers sur le ventre, enfin sa maigreur est extrême, quoiqu'il n'ait pas cessé de se bien nourrir.

Notre troisième poulet, au contraire, auquel nous n'avons supprimé qu'un cæcum, après avoir présenté pendant quelques jours un changement réel, mais moins notable dans les matières fécales, a vu bientôt ses fonctions digestives se rétablir en partie ; ses fèces ont repris un peu plus de consistance. Bien qu'elle soit incomplète, la nutrition cependant se fait d'une façon suffisante pour l'entretien de la vie, car l'animal contraste singulièrement avec cet état de maigreur extrême dans lequel l'ablation des deux organes a jeté graduellement nos premiers individus.

Nota. — Les deux derniers sujets en expérience sont surveillés jusqu'au jour ou nous mettons sous presse, 21 février, c'est-à-dire pendant 52 jours.

La maigreur est la même, l'état diarrhéique persiste.

Cette perte incessante de liquide avec les matières fécales produit chez eux une soif inextinguible. La digestion et la nutrition de ces oiseaux privés de cœcums resteront sans aucun doute languissantes tant qu'ils seront soumis à leur régime normal. Dans les conditions actuelles de constitution de leur tube digestif l'alimentation végétale est insuffisante, et il est probable que, sous l'influence d'une nourriture animale, on verrait promptement les fonctions se rétablir.

CONCLUSIONS.

Le cæcum de l'homme est un organe rudimentaire.

Il est construit sur le type du gros intestin ; on n'y trouve, en effet, ni valvules conniventes, ni villosités, ni plaques de Peyer, ni épithélium à plateau.

Le cæcum des animaux *carnassiers* est également rudimentaire et construit sur le même type que celui de l'homme (chien, chat).

Le cæcum, au contraire, acquiert en général une importance considérable chez les animaux *herbivores* (lapin, cheval).

Il forme alors, non plus une simple dilatation du gros intestin, mais un vaste réservoir ne communiquant avec l'iléon et le côlon que par d'étroits orifices. Son volume occupe la majeure partie de la cavité abdominale, et sa capacité peut être plus de deux fois supérieure à celle de l'estomac.

Sa structure, chez ces animaux, n'est parfois plus celle du gros intestin ; elle peut offrir avec la structure de l'intestin grêle la plus parfaite analogie. Chez le lapin, par exemple, on y voit : des valvules analogues aux valvules conniventes, des villosités, des plaques de Peyer, un épithélium à plateau.

Chez les oiseaux, le développement des cæcums est également parallèle au régime. Ces organes sont nuls ou rudimentaires chez les rapaces, tandis qu'ils acquièrent un développement prodigieux chez ceux qui, comme les gallinacés et certains palmipèdes, puisent leur nourriture dans le règne végétal.

Chez les Tétras même, qui se nourrissent presque exclusivement de bourgeons et de petites branches de bouleaux. les cæcums égalent la longueur de l'intestin grêle et dépassent sa capacité.

Le troisième cæcum des oiseaux n'est pas un organe digestif; c'est un reste de la vie embryonnaire, le vestige du pédoncule de la vésicule ombilicale.

Les transformations chimiques sont achevées à la fin de l'intestin grêle chez l'homme et les animaux carnassiers, elles se continuent dans le vaste cæcum des herbivores, surtout des solipèdes et des rongeurs.

Ces transformations s'opèrent sous l'influence des sucs dont s'imprègnent les aliments pendant leur passage à travers les parties supérieures des voies digestives.

Le suc que produisent les glandes tubuliformes du cæcum est peu abondant, alcalin, et sans action chimique appréciable, si ce n'est sur l'empois qu'il transforme en sucre.

L'absorption joue un rôle insignifiant au point de vue de la nutrition, dans le cæcum de l'homme et des carnassiers. Elle est très-active et d'une importance extrême dans le cæcum des herbivores.

La suppression totale des cœcums chez les gallinacés produit, par défaut d'absorption, une diarrhée persistante et une soif inextinguible. La nutrition devient très-imparfaite, et si on ne modifie pas le régime, il survient un amaigrissement graduel qui jette l'oiseau dans une faiblesse extrême.

Dans ces conditions, l'alimentation végétale rend la mutation languissante, et il est probable qu'une alimentation animale rétablirait l'équilibre des échanges organiques.

La suppression d'un seul cæcum est loin de produire les mêmes perturbations. L'oiseau n'arrive pas à une maigreur squelettique, et la vie n'est nullement compromise.

EXPLICATION DES PLANCHES.

PLANCHE I. — *Lapin* (rongeur) :

A. Cæcum 2/3 de la grandeur naturelle; longueur réelle : 0^{m},55.

B. Ouverture pratiquée pour montrer la valvule spirale analogue aux valvules conniventes.

C. Appendice cæcal.

D. Intestin grêle.

E. Gros intestin.

PLANCHE II. — *Surmulot* (rongeur) :

A. Estomac.

B. Cæcum.

C. Intestin grêle.

D. Gros intestin.

PLANCHE III. — *Cheval* (pachyderme) :

A. Cæcum d'un fœtus de 4 mois environ, grandeur naturelle. La disposition est exactement la même chez l'adulte.

BB. Côlon replié.

C. Intestin grêle.

D. Gros intestin.

PLANCHE IV. — *Tetras des saules* (gallinacé) :

AA. Cæcums repliés sur l'intestin grêle, dans leur situation normale.

B. Intestin grêle.

C. Gros intestin.

CÆCUM PL.I.

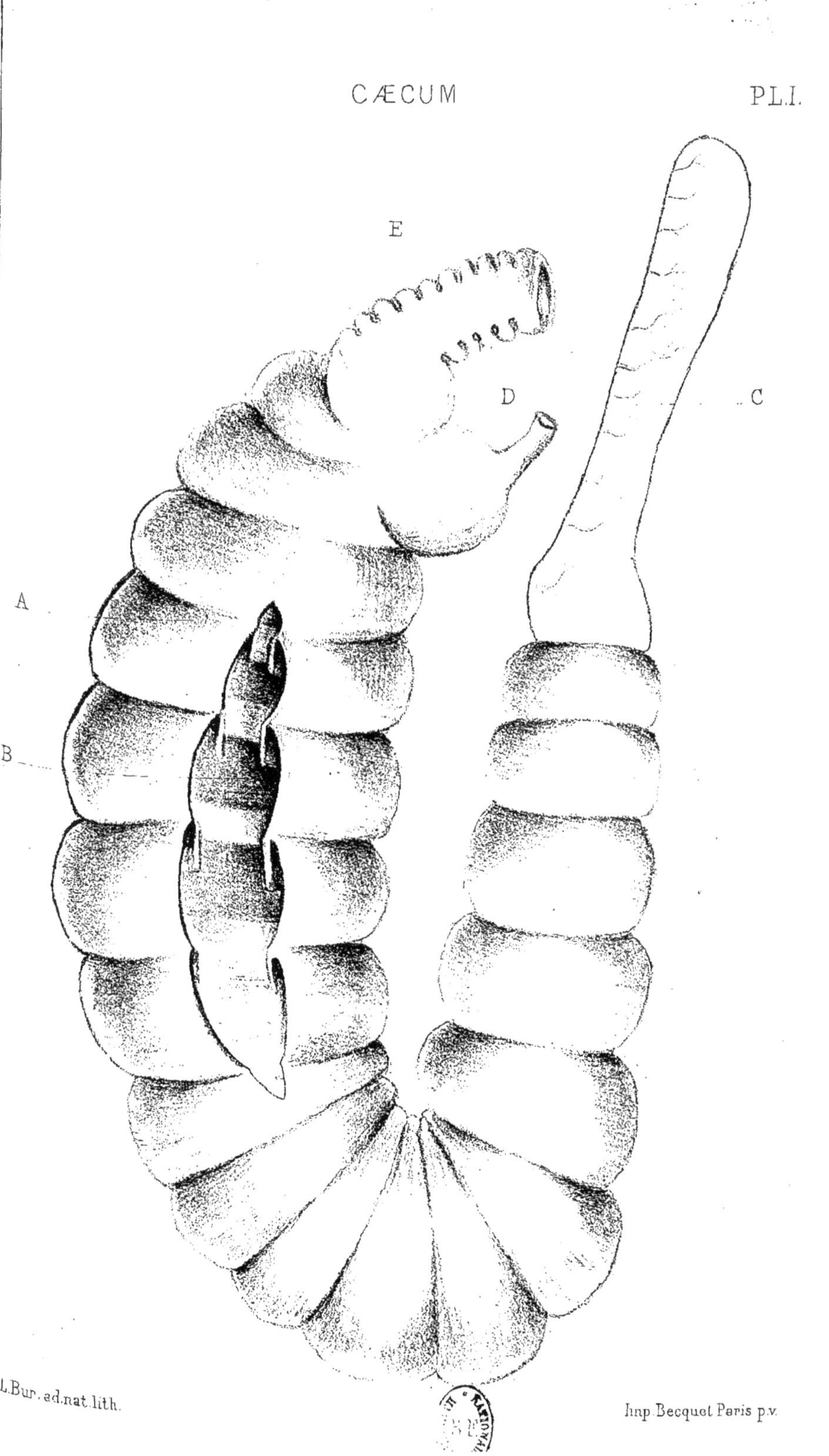

L.Bur. ad.nat.lith. Imp.Becquet Paris p.v.

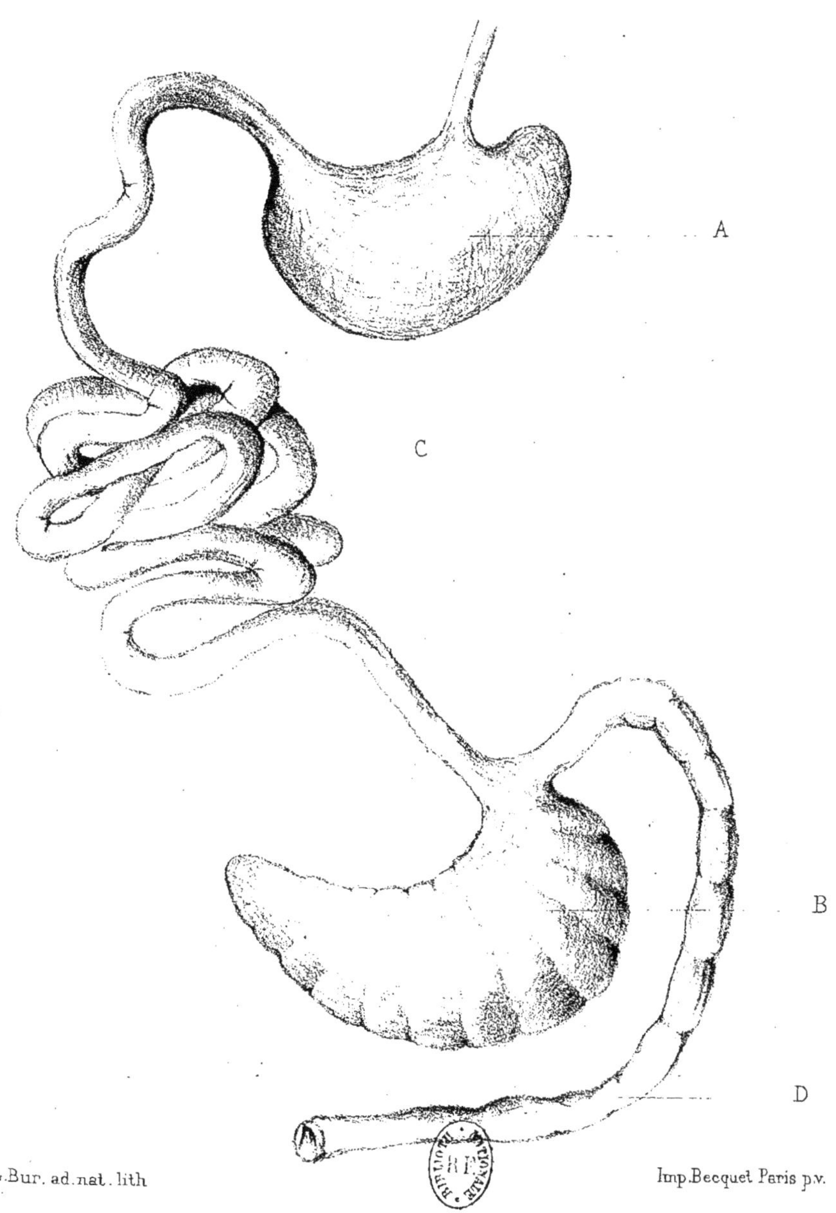

L. Bur. ad. nat. lith

Imp. Becquet Paris p.v.

Surmulot, (Rongeur)

grand. nat

CÆCUM ET CÔLON REPLIÉ PL. III.

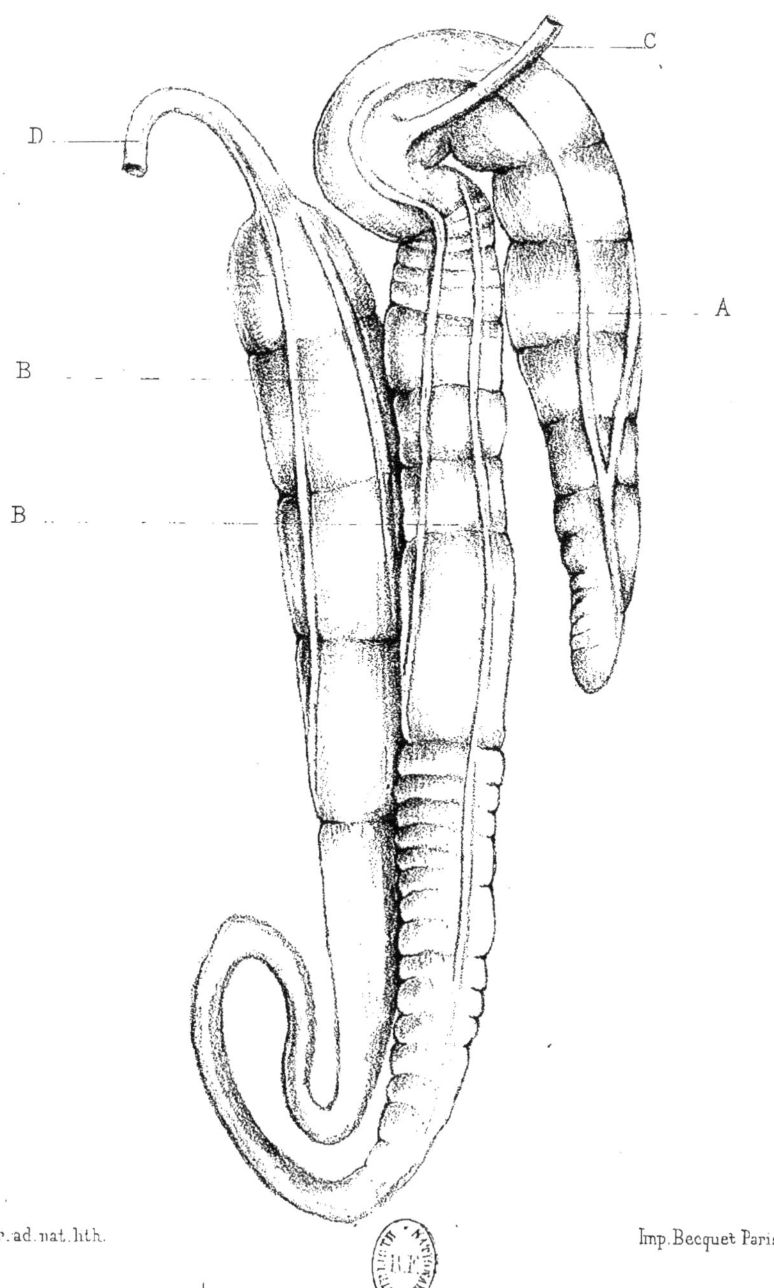

L. Bur. ad. nat. lith. Imp. Becquet Paris p.v.

Cheval (Pachyderme)

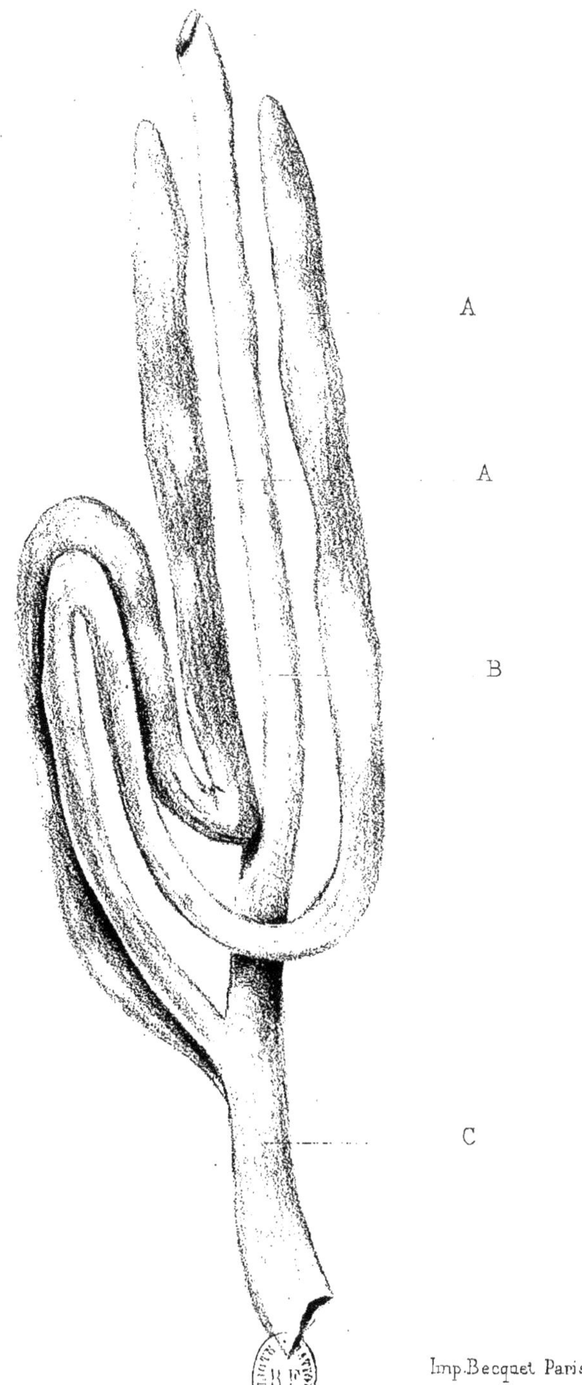

L. Bur. ad. nat. lith.

Imp. Becquet Paris p.v.

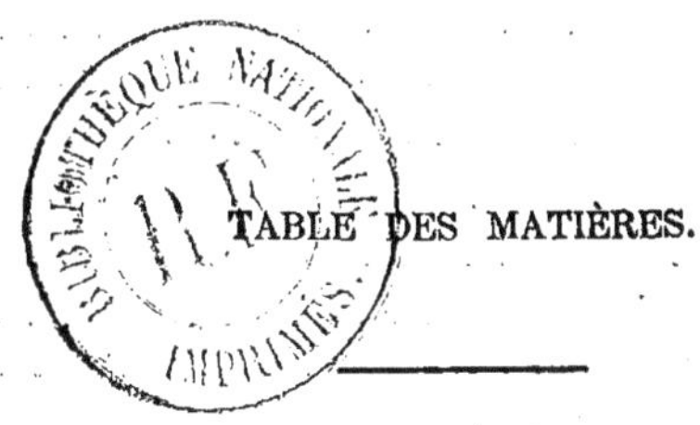

TABLE DES MATIÈRES.

Paris. — A. Parent, imprimeur de la Faculté de Médecine, rue M.-le-Prince, 29-31.

www.ingramcontent.com/pod-product-compliance
Ingram Content Group UK Ltd.
Pitfield, Milton Keynes, MK11 3LW, UK
UKHW021210220726
13924UKWH00003B/1443

9 782329 074177